Sirtfood Diät für Frauen

Miriam Stein

SLIM EXPERTS
Die Diät Experten

2. Auflage – Juli 2020 |

Alle Ratschläge in diesem Buch wurden vom Autor und vom Verlag sorgfältig erwogen und geprüft. Eine Garantie kann dennoch nicht übernommen werden. Eine Haftung des Autors beziehungsweise des Verlags für jegliche Personen-, Sach- und Vermögensschäden ist daher ausgeschlossen.

Sirtfood-Diät für Frauen

Slim Experts.

Vorwort

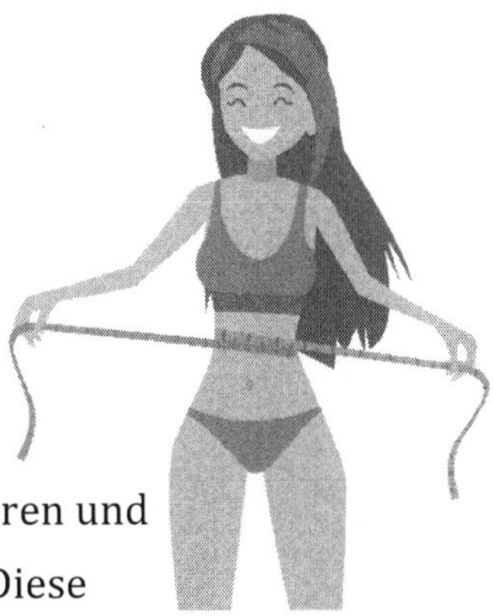

Wohlgeformte, durchtrainierte Körper wunderschöner Frauen mit tollen Haaren und reiner Haut begegnen uns tagtäglich. Diese Schönheiten strahlen uns von den Covern diverser Zeitschriften entgegen, und verfolgen uns in Fernsehwerbungen und auf unseren Smartphones auf Social Media und Co.

Und dann gibt es da doch in jedem Umfeld diese eine Freundin, die einfach alles essen kann was sie möchte, und trotzdem schlank bleibt und super aussieht.

Es scheint gerade so, als hätten diese Frauen auf magische Weise das Schlanksein gepachtet, und Gewichtsprobleme kennen sie einfach nicht. So kommt es, dass jede „normale" Frau die nicht diesem Bild entspricht, natürlich diesem Schönheitsideal durch allerhand Diäten nacheifert, um ein wenig so auszusehen, wie die Stars und Models dieser Welt, und um sich einfach gut und wohl zu fühlen im eigenen Körper.

Leider meist mit wenig, beziehungsweise nicht von Dauer geprägtem Erfolg. Ich kenne das nur zu gut, denn leider bin ich weder die eine Freundin, die einfach nicht zunimmt egal was sie isst, noch habe ich das Schlanksein gepachtet. Und so kommt es, dass ich seit ich 14 Jahre alt bin, regelmäßig in irgendwelchen Diäten stecke. Kalorien zählen, Abnehmshakes, Kohlsuppendiät, Low-Carb, Weight-Watchers, Stoffwechseldiät ... ich habe alles schon durch. Und auch ich hatte damit, wenn überhaupt, nur bescheidenen Erfolg. Kommt dir das nicht auch bekannt vor? Kein Wunder.

Vor allem wir Frauen kämpfen beinahe unser ganzes Leben lang gegen ungewollte Pfunde. Doch wieso fällt uns das Abnehmen eigentlich so schwer?

Unser Körper braucht Energie. Diese Energie führen wir in Form von Nahrung zu. Jeder Mensch hat einen sogenannten Grundbedarf, dieser beschreibt die Menge an benötigter Energie, um die grundlegenden Bedürfnisse abzudecken. Dazu zählen: Herzschlag, Atmung, Temperaturregulierung und Verdauung. Der Grundumsatz ist die Energie, die unser Körper verbraucht, wenn wir nichts weiter tun, als im Bett zu liegen und zu schlafen. Sämtliche Aktivität, die über die Aufrechterhaltung dieser grundlegenden Körperfunktionen hinausgeht, benötigt weitere Energie.

Wir leben in einer Zeit des Luxus, in der uns nahezu rund um die Uhr Lebensmittel zur Verfügung stehen. Frühstück, Mittagessen, Abendessen, ein süßer Snack zwischendurch, ein Glas Wein zum Feierabend – ehe man sich versieht, hat man mehr Energie in Form von Kalorien aufgenommen, als der Körper, trotz körperlicher Aktivität braucht.

Unsere Körper sind darauf konditioniert, Speicher anzulegen. Denn wer weiß schon, wann die nächste Hungersnot wohl kommt? Sämtliche überschüssige Energie wird also in den Fettpolstern angelegt.

Wie wird man diese überschüssigen Fettpolster nun aber wieder los? Die Antwort ist sowohl simpel als auch kompliziert: Kaloriendefizit. Wenn man weniger Energie zuführt, als der Körper braucht, bedient er sich an den eingelagerten Reserven.

Der Knackpunkt ist hierbei aber: Eine Diät kann noch so erfolgreich sein; wenn das Essen nicht schmeckt, man ständig mit knurrendem Magen herumläuft und sich mit Verzicht quält, wird man nicht lange durchhalten. Eine Hungerkur kann zwar die Pfunde purzeln lassen, aber genauso schnell sind sie meist wieder auf den Hüften – oftmals mit ein paar Extrakilos im Gepäck. Unser Organismus gerät in Panik und drosselt den Stoffwechsel – das Abnehmen gestaltet sich jetzt nur noch schwieriger. Der gefürchtete Jo-Jo-Effekt ist eingetreten. Und das nach all der Quälerei!

Gesunde Ernährung sollte also immer eine langfristige Sache sein – gar lebenslang.Aber keine Sorge, da Sie zu diesem Buch gegriffen haben, machen Sie schon den ersten Schritt in ein selbstbestimmtes, schlankes, gesundes Leben!

Ich werde Ihnen eine Diät vorstellen, mit der Sie gesund und in kurzer Zeit Ihren Körperfettanteil beachtlich reduzieren können. Der Schlüssel hierzu ist ganz einfach: darauf zu achten, was man isst.

Ich gebe Ihnen mit diesem Ratgeber die notwendigen Werkzeuge an die Hand, um langfristig und gesund Ihren Traumkörper zu erreichen. Und das Beste daran: Genuss ist erlaubt! Eine Diät, bei der man Rotwein trinken und Schokolade essen darf, funktioniert nicht? Und ob!

Die Rede ist von der sogenannten „Sirtfood-Diät".

Bestimmte Lebensmittel beeinflussen die Aktivität der *Sirtuine* – Enzyme, die den Stoffwechsel, Entzündungsprozesse und die Prozesse der Alterung positiv beeinflussen.

Die Ernährungswissenschaftler Aidan Goggins und Glen Matten haben auf dieser Grundlage einen Diätplan ausgearbeitet, der Ihnen in kürzester Zeit zu einer schlanken Figur verhelfen kann, genau so wie auch ich, neben zahlreichen weiteren Frauen, durch diese Methode endlich mein Wunschgewicht erreicht habe, und dieses auch halten konnte.

Die Diät gliedert sich in drei Phasen, auf die ich in einem späteren Kapitel näher eingehen werde. Ihre Hauptaufgabe ist hierbei, möglichst viele Lebensmittel zu kombinieren, die reich an Sirtuinen sind.

Sirtuinreiche Lebensmittel sind unter anderem: Erdbeeren, Buchweizen, Walnüsse, Ingwer, Olivenöl und Kaffee. Sie sind leicht zu bekommen und ohne großen Aufwand zuzubereiten.

Die „Sirtfood-Diät“ ist eine langfristige Ernährungsform, mit allerhand gesundheitlichen Effekten. So werden zum Beispiel auch Ihr Immunsystem und Ihre Muskeln gestärkt.

Es erwartet Sie nicht nur Verzicht, sondern auch Genuss. Dabei bleiben Sie in der Gestaltung völlig frei; kein Problem also, wenn Sie Allergiker sind oder die vegetarische oder vegane Lebensweise bevorzugen.

Sie brauchen keinerlei Vorwissen – mit ausreichend Motivation und Ausdauer werden Sie mit der in diesem Buch beschriebenen Methode bald Ihr Wunschgewicht erreicht haben. Ich stehe Ihnen dabei tatkräftig zur Seite, und wünsche eine inspirierende und appetitanregende Lektüre!

Miriam Stein

Inhalt

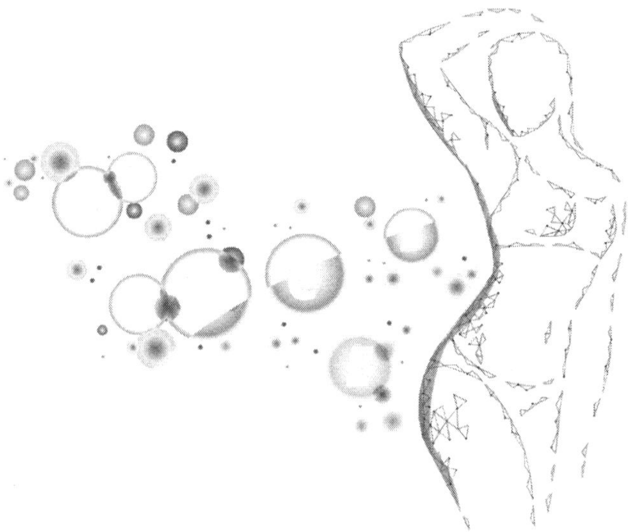

Abnehmen als Frau – ein ewiger Kampf?

Wenn man Frauen nach ihrem Körper fragt, geben zwei von drei an, sie seien mit ihrem Körper unzufrieden und würden gerne ein paar Kilo abnehmen. 46 % von ihnen wollen Krankheiten vorbeugen, 55 % wollen besser aussehen und 68 % wollen sich in ihrem Körper wohler fühlen. Doch wieso ist das so?

Das Schönheitsideal der Frau hat sich in den vergangenen Jahrhunderten ständig geändert. So galt zum Beispiel im 19. Jahrhundert die Wespentaille als Inbegriff der Schönheit, in den 30er Jahren wollte man als Frau aber eine kurvige Taille haben. In den 40ern war eine kastige Figur mit üppiger Oberweite angesagt und in den 50ern stand die Sanduhrfigur für Sinnlichkeit.

Im Laufe der Zeit wurde das Idealbild der Frau immer schlanker. Heute werden große, sportlich schlanke Frauen mit wohlproportionierten Brüsten, langen Haaren und Beinen als schön angesehen.

Die Medien bestimmen diese Ideale, denn Geschmäcker sind ja bekanntlich verschieden. Zu keiner bisherigen Zeit wurden die Menschen so sehr von den Medien überflutet wie heute. Instagram und Co zeigen uns ein Körperbild auf, das die meisten nur schwerlich erreichen können. Es wird einem vorgegaukelt, man sei nur schön, wenn man schlank ist.

Models auf dem Laufsteg in Size-Zero-Kleidergrößen, Artikel mit den Namen: „Null-Kalorien-Mittagessen" oder „Der beste Weg zum Strand-Body" sind heute an der Tagesordnung.

Glücklicherweise beginnt aber auch dieses Bild, sich zu wandeln. Wohlbefinden und Gesundheit treten immer mehr in den Vordergrund.

Aber in den meisten Fällen geht Wohlbefinden und Gesundheit mit einer Gewichtsabnahme einher. Ich möchte Ihnen einen Weg aufzeigen, der Ihnen hilft, Ihr Traumgewicht zu erreichen, ohne dass Sie sich quälen oder gegen Ihren Körper ankämpfen müssen. Denn das ist das Allerwichtigste: Ihr Körper ist Ihr Freund! Er ist das Zuhause für Ihre Seele und Sie sollten ihm die bestmögliche Behandlung zuteilwerden lassen.

ABNEHMEN: MANN VS. FRAU

Die meisten Studien, Experimente und Forschungen auf dem Gebiet der Diäten wurden zum großen Teil an Männern getestet und sind pauschal eher auf ihren Körper ausgerichtet.

Es ist aber wichtig zu wissen, dass Männer und Frauen unterschiedlich mit ihren Energien und Reserven haushalten – ein angepasster Diätplan ist hier empfehlenswert. Aufgrund dessen möchte ich in diesem Buch das Hauptaugenmerk auf den weiblichen Körper legen.

Ist es nicht ungerecht, dass ein Mann trotz ungefähr gleicher Nahrungsaufnahme und Aktivitätslevel viel schneller und nachhaltiger an Gewicht verliert? Gerade die Männer, die sich ja sowieso nicht groß Gedanken um ihre Figur machen!

Das liegt aber ganz einfach an der Körperzusammensetzung der verschiedenen Geschlechter. Männer sind in der Regel von größerer und schwererer Statur, der natürliche Muskelanteil ist viel höher. Selbst die Muskelzellen an sich sind unterschiedlich, Männer haben mehr Beta-Rezeptoren in den Muskelfasern, die zu mehr Fettverbrennung führen, während Frauen mehr Alpha-Rezeptoren besitzen, die im Zusammenspiel mit Östrogen zu Fetteinlagerungen tendieren.

Auch das Fett, das sie anlegen, verhält sich anders: Es legt sich nicht wie bei uns Frauen sichtbar außen an den Körper an Oberschenkel, Po und Bauch; sondern wird erst einmal unsichtbar um die Organe herum angelegt. Der weibliche Körper ist eher darauf programmiert, Fett einzulagern, um Reserven für die Schwangerschaft und die Stillzeit zu haben.

Der wohl wichtigste Punkt in den Unterscheidungen beim Abnehmen ist aber der Zyklus der Frau. Während der Mann den ganzen Monat über einen gleichen konstanten Hormonlevel beibehält, schwankt der Hormonhaushalt der Frau beträchtlich. Während des Zyklus wird mehr oder weniger Östrogen gebildet, was gerade rund um die Periode zu Heißhungerattacken führen kann. Der veränderte Hormonhaushalt begünstigt auch Wassereinlagerungen, der ebenfalls zu einer Gewichtszunahme führen kann.

Frauen reagieren auch viel empfindlicher auf das Stresshormon Cortisol – bei vermehrter Ausschüttung werden Muskeln abgebaut, die körperliche Leistungsfähigkeit sowie die Fettverbrennung und das Sättigungsgefühl werden gehemmt.

Diesem Hormonungleichgewicht begegnet man am besten mit einer gesunden, ausgewogenen Ernährung aus frischen, hochwertigen Lebensmitteln. Ein guter Weg, um Ihren Körper in sämtlichen Zyklusphasen zu unterstützen, ist es, ihm möglichst viel Nahrung zuzuführen, die die Sirtuine im Körper aktivieren.

Was sind Sirtuine?

Sirtuine sind körpereigene Enzyme. Sie zählen zu der Gruppe der *Proteine*, also der Eiweiße. Sirtuine sind in jeder Körperzelle vorhanden. Werden sie aktiviert, dann dienen sie der Krankheitsabwehr, dem Zellschutz und der Zellreparatur. Sie können sich auch positiv auf den Alterungsprozess auswirken.

WIE WIRKEN SIE?

Die nützlichen Enzyme haben die Fähigkeit, Fett zu verbrennen und unterstützen den natürlichen Muskelaufbau im Körper.

Damit die Sirtuine ihre positive Wirkung aber entfalten können, müssen sie zuerst aktiviert werden. Diese Aktivierung erfolgt durch Stress. Ein Stressauslöser für die Enzyme ist Hunger. Heutzutage hungern wir aber nur noch selten bis gar nicht. Drei oder mehr warme Mahlzeiten am Tag sind inzwischen Standard. Man kann eine solche Hunger-Stressreaktion beispielsweise durch das Intervallfasten hervorrufen.

Es gibt allerdings auch eine einfachere Möglichkeit, die Sirtuine zu aktivieren: Indem man Lebensmittel konsumiert, die genau das im Körper auslösen.

In allen Obst- und Gemüsesorten finden sich sogenannte *sekundäre Pflanzenstoffe*. Diese Stoffe sind die chemischen „Waffen" der Pflanze, um sich vor Fressfeinden und Umwelteinflüssen zu schützen. Es sind im Grunde moderate Giftstoffe.

Verzehren wir nun diese Giftstoffe, reagiert unser Körper mit diversen Schutzmechanismen. Es werden Reparaturprozesse eingeleitet und der Organismus bereitet sich auf mögliche künftige Schäden vor. Die Sirtuinaktivität ist also eine Stressreaktion des Körpers.

Diese Reaktion nennt man *Hormesis-Prinzip*. Es beschreibt den gesundheitlichen Nutzen durch die Reaktion des Körpers auf eigentlich ungesunde Reize. Wie bereits Friedrich Nietzsche im 19. Jahrhundert richtig bemerkte: „Was uns nicht umbringt, macht uns härter".

Man geht davon aus, dass bis zu sieben verschiedene Sirtuine im menschlichen Körper vorkommen.

Sirt1
Dieses Enzym kann den Zelltod verlangsamen und kurbelt die Kohlenhydrat- und Fettverbrennung an. Es wirkt direkt im Zellkern.

Sirt2
Das Sirt2-Enzym wirkt direkt im Zellplasma im Gehirn. Es reguliert die Zellfunktionen und wirkt auf die Zellteilung und Alterung.

Sirt3
In den Mitochondrien wirkt Sirt3. Es reguliert die Atmungszellen und reduziert die Tumorbildung, indem es untypische Zellen abtötet.

Sirt4
Dieses Enzym wirkt ebenfalls in den Mitochondrien und reguliert den Insulinstoffwechsel. Es regt die Fettverbrennung an und bildet Muskeln aus.

Sirt5
Zusätzlich in den Mitochondrien agiert das Sirt5-Enzym. Es kann beschädigte Sirtuine reparieren und vervollständigen und kümmert sich um die Glykolyse (vollständiger Abbau von Kohlenhydraten).

Sirt6
Dieses Enzym sitzt im Zellkern und unterstützt die Chromosomen.

Sirt7
Sirt7 agiert ebenfalls im Zellkern und reguliert die Zellteilung und den Zellabbau. Außerdem hemmt es die Entstehung von Tumorzellen.

Sirtuine lassen alles Fettgewebe schmelzen, aber das braune Fettgewebe wird zusätzlich stimuliert.

Wenn wir von Körperfett sprechen, meinen wir meistens das weiße Fettgewebe. Dieses Fett dient zur Speicherung von Energie. Braunes Fettgewebe dagegen kann bei Kälte als zusätzliche Energie verbrannt werden und Wärme erzeugen. Braunes Fettgewebe ist erstrebenswert, denn es ist ein richtiger „Energiefresser", der bei erwachsenen Menschen aber nur in geringen Mengen vorhanden ist. Babys haben noch viel von diesem Fettgewebe, um den Körper vor dem Auskühlen zu schützen, doch je älter wir werden, desto mehr nimmt dieser Anteil ab.

Sirtuine haben die tolle Eigenschaft, weißes Fett in braunes Fett umzuwandeln.

VORTEILE FÜR DIE GESUNDHEIT

Die Sirtuine kurbeln den Stoffwechsel an und Fett wird verbrannt. Dabei wird Muskelgewebe erhalten und sogar neues aufgebaut. Sie nehmen nachhaltig ab.

Entzündungsprozesse im Körper werden heruntergeregelt und DNS-Schäden repariert.

Durch die Zellerneuerung wird Krebs vorgebeugt und ein Anti-Aging-Effekt stellt sich ein.

Hartes Fasten und Hungergefühle bleiben Ihnen erspart; viel mehr können Sie mit Genuss an die Sache herangehen.

Sie werden besser aussehen, sich wohler fühlen und mehr Energie haben.

Die Sirtfood-Diät ist eine perfekte Basis für ein längeres, gesünderes und glücklicheres Leben. Worauf warten Sie also noch? Fangen Sie endlich an, Ihr bestes Leben zu leben!

Lebensmittelliste

Damit Sie bestmöglich auf die neue, gesunde Ernährung vorbereitet sind, stelle ich Ihnen hier eine Liste der Lebensmittel vor, die nachweislich besonders förderlich sind, um die Sirtuinaktivität in Ihren Zellen anzukurbeln. Versuchen Sie, diese Lebensmittel so oft wie möglich in Ihren Mahlzeiten zu integrieren und nach Möglichkeit immer vorrätig zu haben.

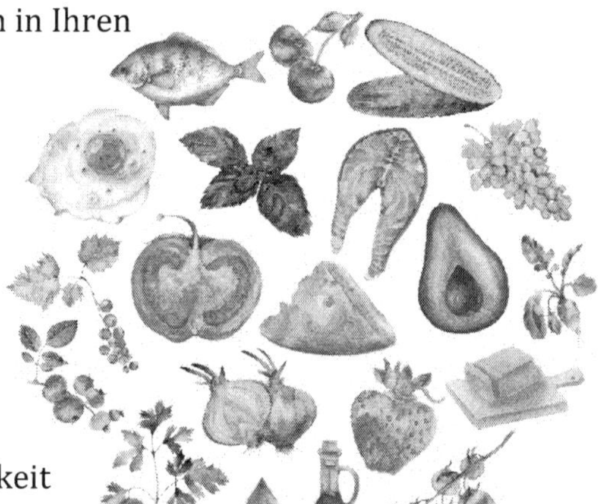

Achten Sie bitte unbedingt auf Bio-Qualität! Die moderaten Gifte, die die Pflanzen dieser Lebensmittel produzieren, können sich nur bilden, wenn sie die Möglichkeit haben, die Pflanze zu schützen – heißt, wenn keine Pestizide verwendet wurden, die ihnen den Job abnehmen. Ich möchte Sie auch darauf hinweisen, dass es am besten ist, auf regionale Produkte zurückzugreifen. Obst und Gemüse, das lange Transportwege hinter sich hat, ist meist nicht mehr allzu reich an Vitaminen und Nährstoffen. Außerdem tun Sie so der Umwelt etwas Gutes!

Sirtfood ist vielseitig und lecker! Wie Sie die Lebensmittel gekonnt kombinieren, verrate ich Ihnen im späteren Rezeptteil. Beginnen wir mit den Basics!

Vitamine

Wir brauchen Vitamine zum Überleben. Ohne sie würden wir sterben. Ein Mangel an Vitaminen macht sich durch Müdigkeit, Muskelschmerzen und psychische Schwankungen bemerkbar. Gebildet werden die organischen Moleküle von Pflanzen, Bakterien und Tieren. Wir Menschen können sie nicht selbst bilden und müssen sie aufgrund dessen mit der Nahrung aufnehmen. Sie sind fett- oder wasserlöslich und regulieren die Verwertung von Makronährstoffen, stärken das Immunsystem, sind maßgeblich am Stoffwechsel beteiligt und helfen beim Aufbau von Knochen und Zellen.

Mineralstoffe

Mineralstoffe werden ebenfalls über die Nahrung zugeführt. Sie werden von keiner Pflanze oder Lebensmittel hergestellt. Mineralstoffe regulieren den Wasser- und Elektrolyt-Haushalt unseres Körpers und stärken unser Immunsystem. Sie leisten ihren Teil zur Erhaltung der Knochen, Muskeln und Zähne bei. Mineralstoffe spielen eine große Rolle bei der Bluthersteilung und sind für die Signalübertragung zwischen Nerven und Muskeln zuständig.

Unterteilt werden Mineralstoffe nach benötigter Menge: Mengenelemente braucht der Körper viel, Spurenelemente dagegen wenig.

Mengenelemente: Magnesium (kann Stress vermindern), Kalzium (kann Allergien vermindern), Natrium (hilft, Flüssigkeit im Körper im Gleichgewicht zu halten).

Spurenelemente: Eisen (Sauerstofftransport), Jod (wichtig für Immunsystem), Selen (kann Stimmung aufhellen).

Freie Radikale

Als freie Radikale bezeichnet man aggressive Sauerstoffverbindungen.

Sie entstehen bei Entzündungen im Körper oder durch Auswirkungen von außen (Umweltschadstoffe, Zigarettenrauch, Strahlung und bestimmte Medikamente). Längerfristige Schäden am Bindegewebe oder der Haut sind die Folgen.

Antioxidantien
Antioxidantien sind chemische Verbindungen, die gegen die freien Radikale ankämpfen. Sie helfen, mit schädlichen Umwelteinflüssen zurechtzukommen und wirken entzündungshemmend.

OBST

Äpfel
Enthalten Ballaststoffe, Vitamin C, Antioxidantien und Kalium. Sie helfen bei Asthma, beugen Krebs vor, verringern das Risiko für Diabetes und produzieren gesunde Bakterien im Darm. In Deutschland haben Äpfel Saison von August bis Oktober, sind aber das ganze Jahr über erhältlich.

Erdbeeren
Voll von Antioxidantien, Vitamin B9 und C, Mangan, Magnesium und Kalzium. Sie wirken entzündungshemmend, mindern das Risiko für Krebs und hohen Cholesterinspiegel und unterstützen das Immunsystem und die Verdauung. Sie sind nur von April bis Juni in Deutschland erhältlich, aber Sie können jederzeit auf die tiefgefrorene Variante zurückgreifen.

Trauben (rot)
Trauben enthalten Flavonoide und wirken damit entzündungshemmend und antibiotisch. Sie können bestimmten Krebs- und Herz-Kreislauf-Erkrankungen entgegenwirken. Trauben haben in den Sommermonaten Saison.

Pflaumen

Bei Pflaumen verhält es sich ähnlich wie bei den Trauben. Sie sind von Juli bis Oktober frisch und regional zu bekommen.

Datteln

Reich an Antioxidantien und Ballaststoffen enthalten sie eine natürliche Süße, die auf gesunde Weise unsere Speisen verfeinert. Sie unterstützen die Darmgesundheit und haben positive Auswirkungen auf die Gesundheit des Herzens und der Nieren. Getrocknet sind sie ganzjährig in den Lebensmittelmärkten zu finden.

Granatäpfel

Die exotischen Leckereien stecken voll Antioxidantien. Sie wirken entzündungshemmend, reduzieren hohen Blutdruck und wirken sich positiv auf die Haut aus. Bei bakteriellen und pilzartigen Infektionen können sie unterstützend wirken. Von Oktober bis Februar sind die Früchte in unseren Lebensmittelmärkten importiert aus Spanien zu kaufen.

Zitrusfrüchte

Stecken voller Vitamin C, Ballaststoffen, Kalzium und Folsäure und haben somit positive Auswirkungen auf die Haut, den Alterungsprozess und das Immunsystem.

GEMÜSE

Grünkohl

Enthält Antioxidantien, Vitamin C und K, Ballaststoffe, Kalzium und Eisen. Er hilft dem Körper bei der Reinigung von Toxiden und senkt das Risiko für einen Herzinfarkt. In Deutschland hat der Grünkohl von November bis Februar Saison.

Brokkoli
Voll von Vitaminen und sekundären Pflanzenstoffen kann Brokkoli die Ausbreitung von Krebszellen hemmen. Saison ist von Mai bis November.

Tomaten
Die Carotinoide in Tomaten können Herz-Kreislauf-Erkrankungen und Augenkrankheiten vorbeugen. Sie sind in Deutschland ganzjährig erhältlich, werden aber regional von März bis November geerntet.

Sojabohnen
Soja steckt voll Aminosäuren, Protein, Omega-3 und -6 Fettsäuren, Ballaststoffen und Eisen. Es senkt den Blutdruck, stärkt die Knochen und Muskeln und beugt Herzerkrankungen vor. Sie sind ganzjährig erhältlich.

Zwiebeln und Knoblauch
Reich an Vitaminen und Sulfiden. Sie wirken antibakteriell und unterstützen die Knochenstruktur und die Verdauung. Man findet sie ganzjährig in den Märkten.

Sellerie
Enthält viele Mineralstoffe und Vitamine und hilft beim Entschlacken. In Deutschland hat der Sellerie von Juli bis September Saison.

Rucola
Beta-Carotin, Vitamin C, Kalium, Calcium und Folsäure findet sich in dem leicht scharfen Salat. Saison ist von April bis November.

Artischocken
Enthalten viel Protein und unterstützen die Magen- und Darmgesundheit. Sie wirken sich positiv auf das Immunsystem sowie die Leber und die Nieren aus.

Kurkuma

Wirkt Entzündungen entgegen, kann Autoimmunkrankheiten vorbeugen, hilft bei Depression, beugt Krebs und Alzheimer vor und steigert das Wohlbefinden. Menstruationskrämpfe können mit Kurkuma gelindert werden.

Ingwer

Wirkt entzündungshemmend und beugt Arthritis vor. Ingwer wirkt gegen Menstruationsbeschwerden und Übelkeit in der Schwangerschaft. Außerdem hilft es dem Immunsystem, sich zu stärken.

NÜSSE UND SAMEN

Leinsamen

Enthält das Hormon Phytoöstrogen, was das Herz-Kreislauf-System unterstützt. Die Verdauung wird angeregt und unterstützt.

Sonnenblumenkerne

Durch das enthaltene Physterol wird der Blutzuckerspiegel gesenkt.

Walnüsse

Reich an Omega-3-Fettsäuren, Kalium, Eisen und Zink. Sie enthalten viele gesunde Fette und wirken sich positiv auf das Herz-Kreislaufsystem aus.

Buchweizen

Buchweizenkerne sind Fruchtsamen und zählen damit nicht zu den Getreiden. Sie sind eine sehr gute Proteinquelle und stecken voll Ballaststoffen und Spurenelementen. Sie sind frei von Allergenen und Gluten, reduzieren den Blutzucker und senken das Krebsrisiko.

GEWÜRZE UND KRÄUTER

Chili

Enthalten viel Vitamin C und sekundäre Pflanzenstoffe und stärken damit das Immunsystem.

Kapern

Sie sind voll von Antioxidantien. Kapern können die Zellen schützen und wirken gegen Rheuma, Krebs und Herz-Kreislauf-Erkrankungen.

Liebstöckel

Gilt als Heilmittel bei Harnwegsinfektionen, Menstruationsbeschwerden, Rheuma und Ekzemen.

Petersilie

Steckt voll Vitamin K, Kalium, Kalzium und Magnesium. Es säubert die Nieren, stärkt die Knochenstruktur, senkt den Blutdruck und beugt verstopften Arterien vor. Petersilie wirkt antibakteriell.

Minze

Unterstützt einen leichten, erholsamen Schlaf und ist reich an Antiallergenen. Sie hilft bei der Verdauung, bei Migräne, Antriebslosigkeit, Menstruationsbeschwerden und schlechtem Atem.

Zimt

Ist reich an Antioxidantien und wirkt entzündungshemmend und senkt den Blutzuckerspiegel.

WEITERES

Kaffee

Enthält Phenolsäuren, die im Körper antioxidativ wirken. Wichtig hier: Den Kaffee möglichst schwarz und ohne Zucker trinken, um die volle Wirkung zu entfalten.

Dunkle Schokolade (80 - 85 % Kakaoanteil)

Wirkt entzündungshemmend, reduziert das Risiko für Herzinfarkt, schützt die Haut vor der Sonne und hilft dem Blutfluss. Aber bitte maßvoll genießen! Die tägliche Verzehrmenge sollte 2 bis 3 Stücke nicht überschreiten.

Rotwein

Die Antioxidantien in Rotwein reduzieren Entzündungen, das Risiko für Blutgerinnsel sinkt, das Immunsystem und die Knochenstruktur wird unterstützt und die Neuronen im Gehirn werden erhalten. Bitte aber nicht mehr als ein Glas am Tag genießen, da Alkohol schädlich für den Körper ist und ansonsten zu viele Nährstoffe entzogen werden.

Olivenöl

Reich an ungesättigten Fettsäuren, die den Körper beim Abnehmen unterstützen können. Der Cholesterinspiegel wird gesenkt und das enthaltene Phenol schützt die Knochen.

Grüner Tee

Enthält viele sekundäre Pflanzenstoffe, die antioxidativ und antibiotisch wirken. Er kann ebenfalls Giftstoffe ausschwemmen und wirkt somit entschlackend.

Sirtfood-Diät

Die Sirtfood-Diät ist weder kostspielig noch zeitintensiv und kann in jede Ernährungsform eingebaut werden. Der jeweilige Nutzen wird durch die sirtuinen Lebensmittel erhöht und die Wirkung wird gesteigert. Die empfohlenen Lebensmittel sind beinahe überall erhältlich. Wichtig bei dieser Diät ist nicht, was Sie weglassen, sondern was Sie mit aufnehmen!

GESCHICHTE DES SIRTFOOD

Die erste klinische Studie, die zum Thema „Abnehmen" dokumentiert wurde, findet sich in der Bibel im Buch Daniel und ist bereits über 2.200 Jahre alt.

Man empfahl damals jungen Männern, Speisen zu sich zu nehmen, welche für jene Zeit als sehr hochwertig galten, um jung und fit zu bleiben, und dem König in bester Verfassung dienen zu können. Daniel allerdings empfahl eine abweichende Ernährungsform, welche fast ausschließlich pflanzlich war, und bat diese spezielle Form der Ernährung für einige Zeit an den jungen Männern zu testen.

Mit einem verblüffenden Ergebnis. Denn seine Methode erzielte deutlich bessere Ergebnisse als die herkömmliche Variante. Besonders auffallend war, dass diese jungen Männer rasch Körperfett verloren, aber Muskeln aufbauten, was erstmal im Widerspruch zu einer fast ausschließlich pflanzlichen, und eher proteinarmen Ernährung zu stehen scheint. Betrachtet man allerdings die damals übliche pflanzliche Kost, welche die Menschen zu dieser Zeit und dieser Region zu sich nahmen, kann man erstaunlich viele Gemeinsamkeiten mit den Sirtfoods erkennen, was zu dem Schluss führt, dass Daniel damals die erste „Sirtfood-Diät" entwickelte, und damit diese guten Ergebnisse erzielen konnte.

Lange Zeit geriet diese Ernährungsform aber in Vergessenheit, bis 1984 das erste Sirtuin in Bäckerhefe entdeckt wurde. Man fand heraus, dass durch dessen Aktivierung die Lebenserwartung gesteigert wurde; zuerst am Beispiel der Hefe, später dann an Mäusen.

2003 gelangen dann Forscher zu dem Schluss, dass die Sirtuine im menschlichen Körper einen ähnlichen positiven Einfluss haben, da der zelluläre Metabolismus von Hefe, Mäusen und Menschen nahezu identisch ist.

Sie versuchten, eine Art „Wunderpille" der Sirtuine herzustellen, allerdings ohne nennenswerten Erfolg.

Die Forscher Aidan Goggins und Glen Matten kamen schließlich zu dem Schluss, dass die Sirtuine über die Nährstoffe in bestimmten Lebensmitteln am besten aktiviert werden.

Sie starteten ein Pilotversuch in einem Fitnessclub in London. 40 Personen nahmen daran teil, wobei 39 von ihnen die Diät beendeten. 21 Frauen und 18 Männer, von denen 2 adipös, 15 übergewichtig und 22 normalgewichtig waren, stellten sich der Herausforderung.

Nach sieben Tagen hatten sie durchschnittlich 3,2 Kilogramm Körpergewicht verloren, wobei die Muskelmasse gleich blieb oder sogar zunahm! Ein unglaublicher Erfolg. Sie gaben an, sie hätten sich in der Zeit selten hungrig gefühlt und an Vitalität und Wohlbefinden zugenommen. Nach eigenen Aussagen sahen sie besser und gesünder aus. Eine Untersuchung der Körperzusammensetzung ergab, dass die Probanden im Schnitt 900 Gramm Muskelmasse zugenommen hatten.

Das wohlbehütete Geheimnis der unglaublich erfolgreichen neuen Diät machte schnell die Runde und auch Stars und Sternchen unterzogen sich der Prozedur.

Das bekannteste Beispiel für eine erfolgreiche Durchführung der Diät dürfte wohl die Sängerin Adele sein, die sage und schreibe über 40 Kilo mit der Sirtfood-Diät abgenommen hat!

Wenn das nicht motivierend klingt! Im nächsten Kapitel werde ich Ihnen die einzelnen Phasen der Diät Schritt für Schritt erklären, damit auch Sie endlich Ihr Wunschgewicht erreichen können!

Diätplan

In der Sirtfood-Diät spielt der grüne Sirtfood-Saft von Goggins und Matten eine tragende Rolle. Er fungiert als hochkonzentrierter Sirtuin-Aktivator. Versuchen Sie, sich möglichst genau an die Rezeptur zu halten, um die besten Erfolge zu erzielen. Die Zutaten sollten Sie ganzjährig in gut sortierten Lebensmittelmärkten frisch bekommen. Zur Not spricht aber auch nichts dagegen, auf Tiefkühlware zurückzugreifen.

Für einen Saft benötigen Sie:

- 75 g Grünkohl (ca. 2 große Handvoll)
- 30 - 40 g Rucola (1 große Handvoll)
- 5 g Petersilie (½ Handvoll)
- 5 g Liebstöckel (½ Handvoll)
- 2 - 3 Stangen Sellerie, einschließlich der Blätter
- ½ Apfel
- Saft von ½ Zitrone
- ½ TL Matcha-Pulver

Für die Zubereitung benötigen Sie unbedingt einen Entsafter, um die empfohlene Menge an sirtuinaktivierenden Pflanzenstoffen zu sich zu nehmen. Wenn Sie den Saft nur vermixen und als Smoothie trinken, steigt außerdem der Kalorienanteil beträchtlich. Ein grüner Sirtfood-Saft hat ca. 200 kcal.

Geben Sie sämtliche Zutaten, bis auf das Matcha-Pulver, in den Entsafter. Daraus sollten Sie in etwa 250 ml Saft gewinnen. In diesen Saft mischen Sie nun langsam und unter stetigem Rühren das Matcha-Pulver ein.

Servieren Sie den Saft in einem schönen Glas. Nach Belieben können Sie ihn mit stillem Wasser verdünnen oder mit Eiswürfeln genießen.

Zu Anfang wird der Saft geschmacklich womöglich etwas gewöhnungsbedürftig sein, aber ich kann Ihnen versichern, am Ende der Diät werden Sie ihn nicht mehr missen wollen!

PHASE 1

Der erste Teil der Sirtfood-Diät ist die Phase der Selbstreinigung. Sie dauert 1 - 3 Tage, in denen die maximale Kalorienaufnahme auf 1.000 kcal pro Tag reduziert wird. Sie nehmen in diesen Tagen dreimal täglich einen grünen Sirtfood-Saft und eine sirtuinreiche Hauptmahlzeit zu sich.

Die Sirtuinenzyme im Körper werden aktiviert und beginnen damit, die Zellen von schädlichen Stoffen zu reinigen.

Der Sirtfood-Saft fungiert in diesem Falle als richtiger Abnehme-Booster. Er vereint eine hochkonzentrierte Menge an Sirtfood in sich. Durch die flüssige Form ist er bequem zu konsumieren und wird vom Körper besser und schneller absorbiert. Trinken Sie die Säfte über den Tag verteilt und nehmen Sie nach 19 Uhr nichts mehr zu sich. Sie geben Ihrem Körper damit die Gelegenheit zu verdauen, bevor Sie sich schlafen legen. Es wird weniger Fett in den Reservespeichern eingelagert.

Stilles Wasser und Tee können Sie unbedenklich trinken. Achten Sie unbedingt auf ausreichend Flüssigkeitszufuhr! Zwei Liter am Tag sind ein guter Richtwert. Sollte Ihnen das stille Wasser zu langweilig werden, peppen Sie es doch mit Gurkenscheiben, einem Spritzer Zitronensaft oder Minzblättern auf. Auch Beeren machen sich gut im Wasser. Ihrer Kreativität sind hier keine Grenzen gesetzt!

Schwarzer Kaffee ist ebenfalls erlaubt, hier sollten Sie aber nach Möglichkeit Maß halten. Koffein putscht den Organismus sehr auf und kann zu Schlafproblemen, Nervosität und Kopfschmerzen führen.

PHASE 2

In der zweiten Diätphase dreht sich alles um die Ernährungsumstellung. Sie dauert 4 - 6 Tage. Phase 1 und 2 sollten in der Summe 7 Tage nicht überschreiten.

In diesen Tagen wird die Kalorienzufuhr auf 1.500 kcal pro Tag angehoben. Sie nehmen weiterhin zwei grüne Sirtfood-Säfte zu sich, essen jetzt aber zwei sirtuinreiche Hauptmahlzeiten am Tag.

Ansonsten gelten die gleichen Regeln wie in Phase 1.

Alkohol, Fruchtsäfte und diverse andere kalorische Erfrischungsgetränke sind in dieser ersten Woche der zwei Phasen absolut tabu!

In dieser ersten Woche werden Sie voraussichtlich das meiste Gewicht verlieren. Achten Sie auf Ihren Körper und lassen Sie sich von Ihrem Appetit leiten. Sie müssen die Mahlzeiten nicht aufessen, wenn Sie bereits satt sind! Auch zu hungern ist nicht Sinn der Sache.

Wenn Sie möchten, können Sie sich in dieser Phase auch sportlich betätigen. Auch hier sollten Sie unbedingt auf Ihren Körper achten und ihm nicht zu viel zumuten. Ein moderates Training kann Ihren Abnehmerfolg aber deutlich erhöhen.

PHASE 3

In der dritten Phase der Sirtfood-Diät geht es um die Aufrechterhaltung der neuen Ernährungsform und die Stabilisierung des Gewichtes.

Sie nehmen ab jetzt täglich 1.800 kcal zu sich, darunter einen grünen Sirtfood-Saft. Achten Sie möglichst darauf, den Saft morgens oder vormittags zu trinken. Sie dürfen jetzt drei Mahlzeiten zu sich nehmen und auch zwischendurch einen Snack essen, aber es sollten überwiegend sirtuinreiche Lebensmittel sein.

Nach 19 Uhr sollten Sie nichts mehr zu sich nehmen, aber Sie dürfen sich ab jetzt hin und wieder ein Glas Rotwein gönnen. Aufgrund der sirtuinaktivierenden Inhaltsstoffe ist Rotwein die beste Wahl unter den alkoholischen Getränken. Trotz allem beeinflusst Alkohol aber die Fettzellen negativ – maßvoller Genuss ist hier das Zauberwort. Zwei oder drei Gläser in der Woche zu den Mahlzeiten sind aber vollkommen in Ordnung.

Sie werden in diesem Abschnitt der Diät Ihre Resultate festigen aber dennoch kontinuierlich abnehmen. Diese Phase ist für 14 Tage angesetzt. Sie können sie aber so lange aufrechterhalten, bis Sie Ihr Wunschgewicht erreicht haben. Der Übergang der Diät zu den üblichen Essgewohnheiten wird durch diese Phase erleichtert.

NACH DER DIÄT

Wenn Sie die Diät beendet haben und Ihr Wunschgewicht erreicht haben, müssen Sie nicht weiter Kalorien zählen. Achten Sie einfach auf vernünftige Portionsgrößen und ernähren Sie sich ausgewogen und gesund. Sirtuinreiche Lebensmittel können Sie sehr gut in Ihren Alltag mit einbauen. Auch den grünen Saft können Sie nach Belieben weiterhin einmal am Tag trinken.

Wichtig ist, dass Sie auf die Signale Ihres Körpers achten und sich vom Appetit leiten lassen.

Die Phasen 1 bis 2 können Sie sooft wiederholen, wie Sie möchten, aber wenn Sie sich bewusst von überwiegend sirtuinaktivierendem Essen ernähren, werden Sie keinen weiteren Anlauf brauchen.

TAGESBEISPIELE

Um den Einstieg in die Diät zu erleichtern, möchte ich Ihnen für jede Phase der Diät einen beispielhaften Tagesablauf vorstellen.

Der Plan dient lediglich als Beispiel und kann von Ihnen ganz individuell an Ihre Bedürfnisse angepasst werden.

Phase 1 – Tag 1:

- **7:00 Uhr:** Starten Sie möglichst ausgeruht in den Tag! Um Ihren Flüssigkeitshaushalt wieder aufzustocken, sollten Sie direkt nach dem Aufstehen ein großes Glas Wasser trinken. Gerne können Sie am Morgen eine kleine Dehnübung einbauen, um mit Schwung den Tag zu beginnen.
- **8:00 Uhr:** Gönnen Sie sich einen schwarzen Kaffee oder eine Tasse ungesüßten Tee. Achten Sie darauf, über den Vormittag verteilt ausreichend Wasser zu trinken.
- **9:00 Uhr:** Jetzt ist Zeit für den ersten Sirtfood-Saft. Geschmacklich vielleicht noch gewöhnungsbedürftig, entfaltet er schon bald seine ganze Wirkung in Ihrem Körper.
- **12:00 Uhr:** Trinken Sie jetzt Ihren zweiten grünen Saft.
- **15:00 Uhr:** Saft Nummer 3 nehmen Sie jetzt zu sich. Trinken Sie, wenn Sie möchten, jetzt den letzten Kaffee. Das Koffein bleibt nämlich bis zu acht Stunden im Körper aktiv und kann das

Einschlafen erschweren.

- **18:00 Uhr:** Abendessenszeit! Essen Sie, worauf Sie Lust haben, achten Sie aber bitte unbedingt darauf, dass es aus dem Rezeptteil dieses Buches stammt. Nur so ist gewährleistet, dass Sie möglichst viele Sirtfoods aufnehmen.
- **19:00 Uhr:** Ab jetzt sollten Sie nichts mehr zu sich nehmen. Achten Sie unbedingt darauf, dass Sie den Tag über genug Wasser getrunken haben. Es sollten am Tag ca. 2 Liter sein.
- **22:00 Uhr:** Gerne können Sie noch einen beruhigenden, ungesüßten Tee trinken, bevor Sie sich schlafen legen.

Phase 2 – Tag 4:

- **7:00 Uhr:** Guten Morgen! Wasser trinken nicht vergessen!
- **9:00 Uhr:** Der erste Sirtfood-Saft wartet schon auf Sie im Kühlschrank.
- **12:00 Uhr:** Ab jetzt dürfen Sie eine zweite Mahlzeit aus dem Rezeptteil zu sich nehmen. Wie wäre es mit leckeren Gemüsenudeln?
- **15:00 Uhr:** Trinken Sie jetzt den zweiten grünen Sirtfood-Saft. Gerne können Sie noch eine Tasse schwarzen Kaffee genießen.
- **17:00 Uhr:** Haben Sie vielleicht Lust auf ein kleines Workout? Die Fettverbrennung wird damit so richtig angekurbelt.
- **18:30 Uhr:** Wählen Sie ein Abendessen aus dem Rezeptteil aus. Kochen Sie selbst und so frisch wie möglich.
- **19:00 Uhr:** Jetzt gilt wieder: Bitte nichts mehr zu sich nehmen, damit Ihr Körper verdauen und entgiften kann.
- **22:00 Uhr:** Gehen Sie rechtzeitig zu Bett, um am nächsten Tag ausgeruht zu sein. Zu wenig Schlaf kann den Erfolg beim Abnehmen ganz beträchtlich schmälern!

Phase 3 - Tag 15:

- **7:00 Uhr:** Der Tag beginnt mit einem schwarzen Kaffee.
- **9:00 Uhr:** Zeit für ein leckeres Frühstück aus dem Rezeptteil.
- **11:00 Uhr:** Trinken Sie weiterhin einen grünen Saft am Tag. Um den größtmöglichen Nutzen daraus zu ziehen, sollten Sie ihn vormittags zu sich nehmen.
- **13:00 Uhr:** Inzwischen sind Sie bestimmt schon ein Profi, was das Kochen von Sirtfood-Essen angeht und haben bestimmt schon den ein oder anderen Favoriten für das Mittagessen.
- **15:00 Uhr:** Letzter Kaffee für den Tag. Sie dürfen sich auch gerne einen Snack oder ein Stück dunkle Schokolade gönnen. Ihre Gesamtkalorienbilanz sollte aber die 1.800 kcal-Marke nicht überschreiten.
- **17:00 Uhr:** Sport ist angesagt! Powern Sie sich so richtig aus.
- **18:30 Uhr:** Das Abendessen haben Sie sich jetzt wirklich verdient. Dazu vielleicht ein leckeres Glas Rotwein?
- **19:00 Uhr:** Ab jetzt hat Ihr Verdauungstrakt Ruhepause.
- **22:00 Uhr:** Schlafenszeit.

Rezepte

Die Sirtfood-Diät ist so viel mehr als nur grüner Saft und langweiliges Gemüse. Stöbern Sie gerne in den leckeren Rezeptideen und lassen Sie sich inspirieren!

(Sofern nicht anders angegeben, sind die Rezepte auf eine Portion ausgelegt.)

An dieser Stelle möchte ich noch darauf hinweisen, dass in diesem Buch bewusst auf Bilder zu den Rezepten verzichtet wurde. Das hat im Wesentlichen folgende Gründe: Zuerst einmal ist es unser Anliegen das Buch preiswert und somit für jeden erschwinglich anzubieten. Dies wäre mit einem Buch mit jeder Menge Bilder aufgrund der hohen Druckkosten leider nicht möglich.

Zum anderen habe ich selbst schon oft feststellen müssen, dass bei nachgekochten Rezepten das Endergebnis selten aussieht wie in dem jeweiligen Rezeptbuch abgebildet. Dies erzeugt eine gewisse Enttäuschung und lässt auch oftmals die Motivation leiden.

Deshalb ermuntere ich Sie dazu, Ihrer Fantasie freien Lauf zu lassen, und sich die Rezepte auf den folgenden Seiten schon beim Lesen vorzustellen, und danach kreativ umzusetzen.

Smoothies

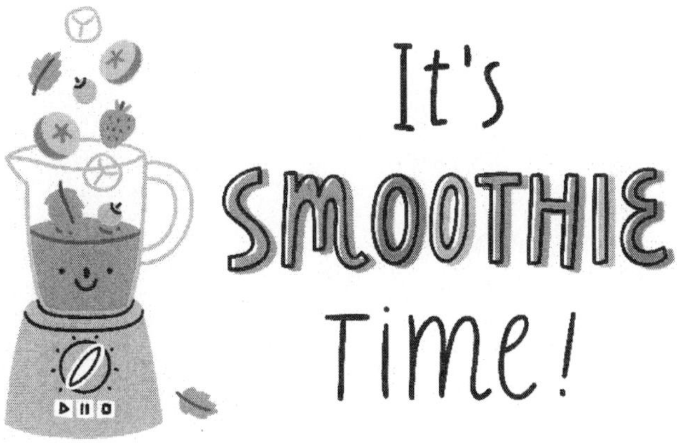

GRÜNER MATCHA SMOOTHIE (VEGAN)

Brennwert: ca. 184 kcal

Zutaten:

75 g Grünkohl

30 g Rucola

5 g Petersilie

2 Stangen Sellerie

½ Apfel

1 Zitrone

1 TL Matcha-Pulver

Zubereitung:

1. Grünkohl und Rucola waschen und trocken schütteln. Mit der Petersilie fein pürieren.
2. Sellerie und Apfel waschen und in Stücke schneiden. In den Mixer geben und ebenfalls kurz pürieren.
3. Zitrone aufschneiden und den Saft einer Hälfte zum Saft hinzugeben. Die andere Hälfte beiseitelegen.
4. Matcha unterrühren und alles nochmal fein pürieren.
5. In einem Glas servieren und nach Belieben mit Zitronenscheiben garnieren.

TRINKMÜSLI (VEGETARISCH)

Brennwert: ca. 259 kcal

Zutaten:

150 g Erdbeeren

40 g Joghurt (fettarm)

150 ml Milch (fettarm)

1 TL Kokosblütenzucker

½ TL Vanillezucker

20 g Haferflocken

Zubereitung:

1. Die Erdbeeren waschen und vom Strunk befreien.
2. Klein schneiden und mit den restlichen Zutaten fein pürieren.
3. In einem hohen Glas servieren und nach Belieben den Glasrand mit weiteren Erdbeeren garnieren.

SCHOKO-SMOOTHIE (VEGETARISCH)

Brennwert: ca. 342 kcal

Zutaten:

50 g ungesüßter Joghurt

2 Walnüsse

5 Erdbeeren

1 Grünkohlblatt

20 g dunkle Schokolade (80 %)

1 Dattel

1 TL Kurkuma

200 ml Mandelmilch

Zubereitung:

1. Walnüsse knacken und Schale entfernen.
2. Erdbeeren waschen und Strunk entfernen.
3. Grünkohl waschen, trocken schütteln und fein hacken.
4. Schokolade in kleine Stücke brechen.
5. Dattel klein schneiden.
6. Alles fein pürieren und sofort servieren.

GRÜNKOHL-INGWER-SMOOTHIE

(VEGAN)

Brennwert: ca. 55 kcal

Zutaten:

50 g Äpfel

½ Zitrone

30 g Grünkohl

5 g Ingwer

80 ml Kokoswasser

Zubereitung:

1. Äpfel waschen, vom Kerngehäuse befreien und klein schneiden.
2. Zitrone halbieren und eine Hälfte auspressen.
3. Grünkohl waschen, trocken schütteln und klein schneiden.
4. Ingwer schälen und in Stücke schneiden.
5. Alle Zutaten fein pürieren und vor dem Servieren kurz kaltstellen.

HIMBEER-SOJA-SMOOTHIE
(VEGETARISCH)

Brennwert: ca. 274 kcal

Zutaten:

150 g Himbeeren

1 EL Honig

10 g Haferflocken

50 g griechischer Joghurt

150 ml Sojadrink

1 Prise Zimt

Zubereitung:

1. Himbeeren waschen und abtropfen lassen.
2. Alles fein pürieren und vor dem Servieren mit Zimt bestreuen.

Frühstück

HERZHAFTES ERDBEER-BUCHWEIZEN-FRÜHSTÜCK (VEGAN)

Brennwert: ca. 667 kcal

Zutaten:

50 g Buchweizen
1 EL Kurkuma
80 g Avocado
65g Tomaten
30 g rote Zwiebeln
25 g Datteln
1 El Kapern
30 g Petersilie
100 g Erdbeeren
1 EL Olivenöl
Saft einer halben Zitrone
30 g Rucola

Zubereitung:

1. Buchweizen waschen und in einem Verhältnis von 1:2 in Wasser zusammen mit dem Kurkuma aufkochen. Sobald das Wasser kocht, den Buchweizen mit geschlossenem Deckel und bei geringer Hitze ca. 15 Minuten quellen lassen. Nicht umrühren. Danach auskühlen lassen.
2. Zwiebeln, Avocado, Kapern, Tomaten, Petersilie und Datteln klein schneiden und mit dem ausgekühlten Buchweizen vermischen.
3. Erdbeeren waschen, vom Strunk befreien und vierteln. Vorsichtig unter die Masse heben.
4. Mit Öl und Zitronensaft würzen.
5. Auf Rucola servieren und genießen.

OBSTSALAT MIT WALNÜSSEN (VEGAN)

4 Portionen, Brennwert (1 Portion): ca.450 kcal

Zutaten:

2 Äpfel

8 Datteln

50 g Granatapfelkerne

1 TL Zitronensaft

2 TL Honig

100 g Blaubeeren

50 g Brombeeren

50 g Walnüsse

Zubereitung:

1. Alles Obst gründlich waschen.
2. Äpfel und Datteln klein schneiden und mit Granatapfelkernen, Blaubeeren und Brombeeren in eine Schüssel geben.
3. Zitronensaft und Honig zugeben und vorsichtig umrühren.
4. Walnüsse grob hacken und darüber gestreut servieren.

SIRTFOOD-BRÖTCHEN (VEGETARISCH)

6 Stück, Brennwert (1): ca. 177 kcal

Zutaten:

200 g Skyr

2 Eier

100 g Buchweizenmehl

80 g Haferflocken

3 EL Flohsamenschalen

1 EL Brotgewürz

1 EL Backpulver

2 TL Salz

2 TL Kurkuma

100 ml lauwarmes Wasser

Zubereitung:

1. Backofen auf 180 °C Ober- und Unterhitze vorheizen.
2. Alle Zutaten gut durchmischen. Kurz quellen lassen und mit den Händen kneten.
3. Teilen Sie den Teig in 6 Stücke und formen Sie mit den Händen kleine Bälle.
4. Auf einem Backblech mit Backpapier mit genügend Abstand verteilen und ca. 30 Minuten backen.
5. Vor dem Verzehr ca. 30 Minuten auskühlen lassen und genießen.

BUCHWEIZEN-PFANNKUCHEN MIT ERDBEEREN UND SCHOKOSOSSE

(VEGETARISCH)

8 Stück, Brennwert (1): ca. 331 kcal

Zutaten:

435 ml Milch

150 g Buchweizenmehl

1 Ei

2 EL Olivenöl

100 g Schokolade (80 %)

1 EL Schlagsahne

400 g Erdbeeren

100 g gehackte Walnüsse

Zubereitung:

1. 350 ml Milch, Mehl und Ei zu einem glatten Teig vermischen.
2. 1 EL Öl in einer Pfanne erhitzen und ca. 8 Pfannkuchen ausbacken.
3. Für die Schokoladensoße: Schokolade im Wasserbad schmelzen.
4. 85 ml Milch, Sahne und 1 EL Olivenöl dazugeben und vermischen.
5. Erdbeeren waschen und vom Strunk befreien. Vierteln.
6. Pfannkuchen auf einem Teller anrichten und mit Schokosoße, Erdbeeren und Walnüssen toppen.

LIMETTENCREME (VEGETARISCH)

2 Portionen, Brennwert (1 Portion): ca. 223 kcal

Zutaten:

200 g Quark (Magerquark)

300 g Joghurt

1 Limette

120 g Pfirsich

1 TL Agavendicksaft

Zubereitung:

1. Limette gründlich waschen und Schale abreiben. Anschließend Saft auspressen.
2. Pfirsiche waschen, Kern auslösen und in kleine Würfel schneiden.
3. Quark und Joghurt vermengen.
4. Limettensaft und Limettenschale dazugeben und einrühren.
5. Mit Agavendicksaft süßen und Creme in Gläsern servieren.
6. Mit Pfirsichstücken garnieren.

BUCHWEIZEN-GRANOLA (VEGAN)

10 Portionen, Brennwert (1 Portion): ca. 237 kcal

Zutaten:

200 g Buchweizen (gekeimt)

80 g Walnüsse

80 g Haselnüsse

150 g getrocknete Beeren

2 EL Kokosöl

2 EL Ahornsirup

Zubereitung:

1. Backofen auf 160 °C Ober- und Unterhitze vorheizen.
2. Kokosöl schmelzen (Im Wasserbad oder in der Mikrowelle).
3. Nüsse grob hacken und mit dem Buchweizen vermengen.
4. Buchweizen-Nuss-Masse mit dem Kokosöl und dem Ahornsirup vermengen.
5. Verteilen Sie die Mischung auf einem mit Backpapier ausgelegten Backblech und backen Sie es für 15 Minuten. Bei Bedarf umrühren.
6. 10 Minuten ruhen lassen und die Früchte unterheben.
7. In einem Glas aufbewahren und nach Belieben mit Milch oder Joghurt genießen.

GEFÜLLTE GURKE MIT TOMATE UND FRISCHKÄSE (VEGETARISCH)

Brennwert: ca. 184 kcal

Zutaten:

¼ Salatgurke

1 TL Sonnenblumenkerne

3 Kirschtomaten

75 g körniger Frischkäse

Basilikum

Zubereitung:

1. Salatgurkenstück waschen und längsseitig halbieren. Mit einem Löffel entkernen.
2. Sonnenblumenkerne ohne Öl in einer Pfanne rösten.
3. Tomaten waschen und klein schneiden.
4. Frischkäse mit Sonnenblumenkernen und Tomaten vermischen und mit Salz und Pfeffer abschmecken.
5. Tomaten-Frischkäse in Gurkenhälften füllen und mit Basilikum garniert servieren.

CHIA-PUDDING MIT JOGHURT UND BEEREN (VEGETARISCH)

Brennwert: ca. 217 kcal

Zutaten:

100 g Erdbeeren

150 g Quark (Magerquark)

2 TL Chia-Samen

½ TL Honig

25 g rote Johannisbeeren

20 g Joghurt

Zubereitung:

1. Erdbeeren waschen und vom Strunk befreien. Die Hälfte davon pürieren und mit Quark, Chia-Samen und Honig verrühren. Mindestens 2 Stunden im Kühlschrank quellen lassen. Gelegentlich umrühren.
2. Übrigen Erdbeeren in Scheiben schneiden und Johannisbeeren waschen.
3. Kleine Schüsseln mit Erdbeerscheiben auslegen und mit der Pudding-Masse auffüllen. Mit Joghurt beträufeln und mit Erdbeeren und Johannisbeeren garnieren.

MANGO-ERDNUSS-MÜSLI (VEGAN)

Brennwert: ca. 299 kcal

Zutaten:

20 g Haferflocken	Zimt
20 g Erdnüsse	30 g Mango
2 TL Agavendicksaft	200 ml Sojamilch

Zubereitung:

1. Haferflocken und Erdnüsse in einer Pfanne ohne Öl rösten.
2. Agavendicksaft und eine Prise Zimt in die Pfanne dazugeben und einrühren.
3. Müsli zum Auskühlen auf einen großen Teller verteilen.
4. Mango schälen und in kleine Würfel schneiden.
5. Alles mit Sojamilch in einer Schüssel servieren.

BUCHWEIZEN-PORRIDGE MIT ORANGENKOMPOTT (VEGETARISCH)

2 Portionen, Brennwert (1 Portion): ca. 295 kcal

Zutaten:

70 g Buchweizenflocken

1 TL Zimt

3 Orangen

1 Stück Ingwer

½ Stange Zimt

2 EL Honig

Zubereitung:

1. 500 ml Wasser in einem Topf aufkochen und Buchweizenflocken, Zimtpulver und eine Prise Salz zugeben. Bei schwacher Hitze ca. 10 bis 15 Minuten köcheln lassen. Gelegentlich umrühren.
2. Eine Orange halbieren und Saft auspressen.
3. Die übrigen Orangen von der Schale entfernen.
4. Orangen in Scheiben schneiden und vierteln. Kerne dabei entfernen.
5. Ingwer schälen und fein würfeln.
6. Orangensaft mit Ingwer, Zimtstange und 1 EL Honig aufkochen und ca. 4 Minuten stark kochen.
7. Orangenviertel unterrühren und kurz mit garen.
8. Den übrigen Honig unter das Porridge rühren und in eine Schale geben.
9. Die warme Orangenmarmelade darüber geben und servieren.

Mittag- und Abendessen

SALAT MIT SCHAFSKÄSE UND HÄHNCHEN

2 Portionen, Brennwert (1 Portion): ca. 459 kcal

Zutaten:

3 EL Sonnenblumenkerne
80 g Schafskäse
Kresse
80 g Hähnchen- oder Putenbrust
120 g Möhren
150 g Rote Beete
1 Handvoll blaue Weintrauben
2 Handvoll Blattsalat nach Wahl
2 EL Holunderbeersaft
2 EL Apfelessig
1 TL Ahornsirup
Salz und Pfeffer
2 EL Olivenöl

Zubereitung:

1. Für das Dressing: Saft, Essig, Ahornsirup und Olivenöl vermengen und mit Salz und Pfeffer abschmecken.
2. Sonnenblumenkerne ohne Öl kurz in der Pfanne anrösten.
3. Gemüse würfeln und Weintrauben halbieren.
4. Hähnchen anbraten und in mundgerechte Stücke schneiden.
5. Salat putzen und gegebenenfalls klein zupfen.
6. Käse würfeln.
7. Alle Zutaten in einer Schüssel anrichten und mit Käse, Kernen und der Kresse toppen.
8. Dressing darüber geben und servieren.

BROT MIT PFIFFERLINGEN
(VEGETARISCH)

Brennwert: ca. 384 kcal

Zutaten:

300 g Pfifferlinge

1 Knoblauchzehe

1 Schalotte

Thymian

Rosmarin

1 EL Butter

2 Scheiben Vollkornbrot

1 TL Olivenöl

Zubereitung:

1. Pfifferlinge waschen.
2. Knoblauch und Zwiebel fein hacken.
3. Butter in einer Pfanne erhitzen und Knoblauch und Schalotte dazugeben und kurz anschwitzen.
4. Pilze beifügen und bei mittlerer Hitze braten.
5. Rosmarin und Thymian fein hacken und in die Pfanne geben.
6. Brot mit Butter bestreichen und warme Pilzmasse darauf geben. Warm genießen.

BUCHWEIZEN-PASTA MIT KÜRBIS

(VEGAN)

Brennwert: ca. 627 kcal

Zutaten:

150 g Hokkaido Kürbis

Chilipulver

100 g Buchweizennudeln

1 rote Zwiebel

2 Knoblauchzehen

1 EL Olivenöl

1 TL Rosmarin

1 EL Petersilie

Zubereitung:

1. Ofen auf 200 °C vorheizen.
2. Kürbis würfeln und mit Chili und Salz und Pfeffer würzen.
3. Auf ein Backblech verteilen und ca. 12 Minuten backen.
4. In der Zwischenzeit die Nudeln nach Packungsanweisung kochen und abschütten.
5. Zwiebeln und Knoblauch fein hacken und in etwas Öl anbraten.
6. Rosmarin hacken und hinzugeben.
7. Nudeln untermengen.
8. Zuletzt den Kürbis unterheben und alles mit Petersilie toppen.

RINDERSTEAK MIT RUCOLA UND TOMATEN

Brennwert: ca. 722 kcal

Zutaten:

1 Rindersteak

100 g Cherrytomaten

20 g Rucola

Rosmarin

30 g Butter

1 EL Olivenöl

Zubereitung:

1. Butter und Öl in der Pfanne heiß werden lassen und das Steak zusammen mit dem Rosmarin hineinlegen. Von beiden Seiten kurz anbraten und mit Salz und Pfeffer würzen. Dann auf einen Teller geben und kurz ruhen lassen.
2. Rucola waschen und auf einen Teller geben.
3. Tomaten waschen und halbieren.
4. Tomaten und Steak auf den Rucola betten und so genießen.

SPIEGELEI MIT GEMÜSE (VEGETARISCH)

Brennwert: ca. 402 kcal

Zutaten:

2 Eier

150 g grüne Bohnen

50 g Paprika

50 g Rosenkohl

30 g Erbsen

1 Schalotte

1 EL Olivenöl

Zubereitung:

1. Bohnen waschen und in mundgerechte Stücke schneiden. In einem Topf für ca. 5 - 6 Minuten kochen und abgießen.
2. Rosenkohl waschen und halbieren.
3. Paprika waschen und in mundgerechte Stücke zerschneiden.
4. Schalotte fein würfeln und in einer Pfanne mit Öl anschwitzen.
5. Bohnen, Rosenkohl, Erbsen und Paprika hinzugeben und anbraten. Mit Salz und Pfeffer würzen.
6. Gemüse an den Rand der Pfanne schieben und Eier in der Mitte aufschlagen.
7. Spiegeleier ausbraten und würzen.

GRIECHISCHER SALAT (VEGETARISCH)

4 Portionen, Brennwert (1 Portion): ca. 176 kcal

Zutaten:

2 große Tomaten

1 Salatgurke

2 Radieschen

100 g Fetakäse

50 g schwarze Oliven ohne Stein

2 EL Zitronensaft

3 EL Olivenöl

Zubereitung:

1. Gurke und Radieschen waschen und in dünne Scheiben schneiden.
2. Tomate und Feta in Würfel schneiden.
3. Oliven halbieren.
4. Alles in eine Schüssel geben und mit Zitronensaft und Olivenöl als Dressing toppen.

PUTENSCHNITZEL MIT BLUMENKOHLREIS

Brennwert: ca. 526 kcal

Zutaten:

150 g Blumenkohl

1 Knoblauchzehe

40 g rote Zwiebeln

1 Chili

1 TL Ingwer, gehackt

2 EL Olivenöl

2 TL Kurkuma

30 g getrocknete Tomaten

10 g Petersilie

150 g Putenschnitzel

1 TL Salbei

Saft von ¼ Zitrone

1 EL Kapern

Zubereitung:

1. Blumenkohl grob klein schneiden und im Mixer schreddern, bis ein Reis entsteht.
2. Knoblauch, Chili, Ingwer und Zwiebel fein hacken und in etwas Öl in der Pfanne erhitzen.
3. Kurkuma und Blumenkohl hinzufügen und ca. 1 Minute erhitzen.
4. In der Zwischenzeit Tomaten und Petersilie klein schneiden.
5. Pfanne vom Herd nehmen und Tomate und Petersilie untermischen.
6. Putenschnitzel mit Öl und Salbei marinieren und braten.
7. Zitronensaft, Kapern und 1 EL Wasser hinzufügen und erneut kurz erhitzen.
8. Mit dem Blumenkohlreis servieren.

BOHNENEINTOPF (VEGAN)

Brennwert: ca. 536 kcal

Zutaten:

1 EL Olivenöl

50 g rote Zwiebeln

30 g Möhren

30 g Stangensellerie

1 Knoblauchzehe

½ Chili

Italienische Kräuter

1 EL Tomatenmark

200 ml Gemüsebrühe

400 g gehackte Tomaten (Dose)

200 g gemischte Bohnen (Dose)

50 g Grünkohl

1 EL Petersilie

40 g Buchweizen

Zubereitung:

1. Gemüse waschen und klein schneiden, Grünkohl klein zupfen.
2. Öl in einer Pfanne erhitzen und Zwiebel, Möhren, Sellerie, Knoblauch, Chili und Kräuter hinzufügen.
3. Brühe, Tomaten, Tomatenmark und Bohnen zugeben und ca. 30 Minuten kochen.
4. In der Zwischenzeit den Buchweizen kochen.
5. Grünkohl und Buchweizen in den Eintopf geben, 5 Minuten weiterkochen und mit Petersilie garniert servieren.

THUNFISCHSALAT

Brennwert: ca. 221 kcal

Zutaten:

40 g Quinoa
1 Dose Thunfisch Filets
8 Cherrytomaten
10 g Romanasalat
20 g Rucola
20 g Zwiebeln
1 Limette
30 g Granatapfel

Zubereitung:

1. Quinoa gründlich ausspülen und nach Packungsanleitung garen.
2. Limette auspressen und Saft über Quinoa geben. Mit Salz und Pfeffer verfeinern.
3. Thunfisch abtropfen lassen.
4. Gemüse, Salat und Rucola waschen und in einer Schale vermengen.
5. Zwiebeln klein schneiden und dazugeben.
6. Thunfisch unter den Salat geben und mit Granatapfelkernen toppen.

FRUCHTIGER GEMÜSE-SALAT

(VEGETARISCH)

4 Portionen, Brennwert (1 Portion): ca. 606 kcal

Zutaten:

1.200 g Grapefruit

400 g Avocado

2 Frühlingszwiebeln

2 TL Kardamom

½ Zitrone

3 EL Olivenöl

2 EL Honig

40 g Kresse

Zubereitung:

1. Grapefruit schälen und auch die weiße Innenhaut entfernen. Einzelne Filets herauslösen, dabei den Saft auffangen.
2. Avocado entkernen und in Spalten schneiden.
3. Frühlingszwiebeln waschen und in dünne Ringe schneiden.
4. Zitrone auspressen.
5. Grapefruitsaft, 2 TL Zitronensaft, Kardamom, Öl und Honig vermengen und mit Salz und Pfeffer abschmecken.
6. Grapefruit, Avocado und Frühlingszwiebeln in eine Schüssel geben und Dressing darüber träufeln. Mit Kresse garnieren.

LACHSFILET MIT DIP

Brennwert: ca. 809 kcal

Zutaten:

200 g Lachsfilet

2 EL Olivenöl

2 EL Quark

1 EL Joghurt

2 EL gehackter Dill

2 EL Zitronensaft

1 TL Agavendicksaft

Zubereitung:

1. Lachsfilet abwaschen und trocken tupfen.
2. Ofen auf 175 °C vorheizen.
3. Öl in eine Pfanne geben und Lachsfilet von beiden Seiten kurz anbraten. Dann Pfanne für 5 - 10 Minuten in den Backofen stellen.
4. Restliche Zutaten zu einem Dip vermischen und zum Lachs servieren.

PARMESAN-SALAT MIT COCKTAILTOMATEN (VEGETARISCH)

Brennwert: ca. 440 kcal

Zutaten:

2 EL Olivenöl
2 EL Balsamico
1 Schalotte
1 kleine Knoblauchzehe
1 TL Honig
½ TL Senf
100 g gemischter Blattsalat
10 Cocktailtomaten
1 EL Pinienkerne
Parmesan

Zubereitung:

1. Für das Dressing: Schalotte und Knoblauch fein hacken und mit Öl, Balsamico, Senf und Honig vermengen. Mit Salz und Pfeffer abschmecken.
2. Salat waschen und klein schneiden. Auf dem Teller anrichten.
3. Tomaten waschen, halbieren und auf dem Teller verteilen.
4. Pinienkerne in einer Pfanne ohne Öl kurz anrösten.
5. Dressing über den Salat geben, Kerne darüber streuen und nach Belieben Parmesan frisch hobeln.

CHILI-LIMETTEN-TINTENFISCHRINGE

2 Portionen, Brennwert (1 Portion): ca. 808 kcal

Zutaten:

350 g Tintenfisch, in Ringe geschnitten
200 g grobes Buchweizenmehl
4 TL Chilisoße
1 Chili
6 TL Limettensaft
10 TL Olivenöl
2 Eier

Zubereitung:

1. Olivenöl in einer großen Pfanne erhitzen.
2. Eier in einer Schüssel aufschlagen und verquirlen.
3. Buchweizenmehl in eine zweite Schüssel geben.
4. Tintenfischringe salzen und pfeffern, dann in Ei tauchen und in Buchweizenmehl dippen. In die Pfanne geben und von beiden Seiten ca. 5 Minuten braten.
5. Chili klein hacken und mit Limettensaft, Chilisoße, Salz und Pfeffer vermengen und zu den Tintenfischringen reichen.

TOFU MIT BROKKOLI UND BLUMENKOHL (VEGAN)

Brennwert: ca. 414 kcal

Zutaten:

100 g Tofu

80 g Blumenkohl

100 g Brokkoli

2 Schalotten

2 EL Olivenöl

1 TL Kurkuma

1 TL Ingwer, gerieben

Kreuzkümmel

1 EL Sojasoße

Petersilie

Zubereitung:

1. Tofu würfeln.
2. Ofen auf 180 °C Umluft vorheizen.
3. Blumenkohl und Brokkoli waschen und in Röschen zerteilen.
4. Schalotten vierteln.
5. Alles mit Olivenöl vermengen und mit den Gewürzen, dem Ingwer und der Sojasoße würzen.
6. In eine ofenfeste Form geben und ca. 20 Minuten backen.
7. Aus dem Ofen nehmen und mit Petersilie bestreuen.

HÄHNCHEN-CURRY MIT KARTOFFELN UND GRÜNKOHL

4 Portionen, Brennwert (1 Portion): ca. 672 kcal

Zutaten:

600 g Hähnchenbrust
4 EL Olivenöl
3 EL Kurkuma
2 rote Zwiebeln
2 Chili
3 Knoblauchzehen
1 EL Ingwer, gehackt
1 EL Currypulver
400 g gestückelte Tomaten
500 ml Hühnerbrühe
200 ml Kokosmilch
2 Stück Kardamom
1 Zimtstange
600 g Kartoffeln (vorwiegend festkochend)
10 g Petersilie
175 g Grünkohl
5 g Koriander

Zubereitung:

1. Hähnchenbrust stückeln und mit 1 TL Öl und 1 TL Kurkuma ca. 30 Minuten lang marinieren.
2. Hähnchen in einer Pfanne scharf anbraten und beiseitestellen.
3. Chili, Knoblauch und Zwiebeln fein hacken und mit dem Ingwer in einer Pfanne mit 1 EL Öl erhitzen.
4. Currypulver und Kurkuma hinzugeben und weitere 2 Minuten braten.
5. Tomaten, Hühnerbrühe, Kokosmilch, Kardamom und Zimtstange hinzufügen und alles 45 - 60 Minuten kochen.
6. In der Zwischenzeit Ofen auf 220 °C vorheizen.
7. Kartoffeln schälen und würfeln.
8. Kartoffeln ca. 10 Minuten in Salzwasser kochen, dann mit Olivenöl und Gewürz bestreichen und dann auf einem Backblech 30 Minuten im Ofen backen.

9. Wenn das Curry beinahe fertig ist, Koriander, Grünkohl und Hähnchen dazugeben.
10. Mit den Kartoffeln servieren.

WINTERGEMÜSE-SUPPE (VEGETARISCH)

2 Portionen, Brennwert (1 Portion): ca. 300 kcal

Zutaten:

275 g Grünkohl

1 rote Zwiebel

1 EL Olivenöl

1 EL Paprikapulver

650 ml Gemüsebrühe

240 g Kichererbsen (Konserve)

4 Tomaten

1 TL Honig

1 Zitrone

Zubereitung:

1. Grünkohl waschen und in Salzwasser ca. 4 Minuten garen. Dann abschrecken, um Farbe und Biss zu erhalten. Grob zerkleinern.
2. Zwiebel klein schneiden und mit dem Grünkohl kurz in einem großen Topf in Öl anschwitzen.
3. Paprikapulver einrühren und kurz mit garen.
4. Brühe hinzufügen und alles ca. 20 Minuten einkochen.
5. Kichererbsen abgießen, abwaschen und in den Topf dazugeben. Weiter 10 Minuten kochen.
6. Tomaten waschen und klein würfeln. In die Suppe geben.
7. Kurz vor Ende der Garzeit den Honig in die Suppe einträufeln.
8. Zitrone gründlich waschen und Schale abreiben. Diese in die Suppe geben.
9. Suppe mit Salz und Pfeffer abschmecken und servieren.

RINDERPFANNE MIT BROKKOLI

4 Portionen, Brennwert (1 Portion): ca. 388 kcal

Zutaten:

4 Rindersteaks

1 Kopf Brokkoli

2 rote Zwiebeln

2 TL Sojasoße

1 Knoblauchzehe

2 TL Teriyakisoße

½ TL Limettensaft

2 TL Olivenöl

Zubereitung:

1. Brokkoli klein schneiden und kochen.
2. Knoblauch und Zwiebeln fein würfeln.
3. Rindersteaks in Streifen schneiden und mit Knoblauch und Zwiebeln in Öl für ca. 3 Minuten anbraten.
4. Soßen mit Limettensaft in einer Schüssel vermengen und in die Pfanne geben.
5. Brokkoli abgießen und in die Pfanne zugeben. Bei geringer Hitze ca. 3 Minuten garen.
6. Mit Salz und Pfeffer abschmecken und servieren.

QUINOA-ONE-POT (VEGAN)

Brennwert: ca. 612 kcal

Zutaten:

1 Knoblauchzehe

1 Chili

Ingwer gerieben

1 TL Olivenöl

80 g Quinoa

150 ml Gemüsebrühe

4 Kirschtomaten

2 EL schwarze Bohnen (vorgegart)

1 EL Mais

Koriander

¼ Avocado

Petersilie

½ Limette

Zubereitung:

1. Knoblauch, Chili und Ingwer in etwas Öl anbraten.
2. Quinoa trocken dazugeben und kurz anrösten.
3. Brühe dazugeben und umrühren.
4. Tomaten halbieren und mit dem Mais und den Bohnen in den Topf geben.
5. Mit Koriander, Salz und Pfeffer würzen.
6. Avocado würfeln und dazugeben.
7. Gut verrühren und ca. 15 Minuten mit geschlossenem Deckel garen lassen.
8. Mit Petersilie und Limette garnieren.

SÜSSKARTOFFEL-CURRY MIT REIS

(VEGAN)

4 Portionen, Brennwert (1 Portion): ca. 575 kcal

Zutaten:

200 g Basmati-Vollkornreis
800 g Süßkartoffeln
1 EL Sesamöl
30 g grüne Currypaste
½ Limette
300 ml Gemüsebrühe
200 ml Kokosmilch
10 g Petersilie

Zubereitung:

1. Reis nach Packungsanleitung zubereiten.
2. Süßkartoffeln schälen und in Würfel schneiden.
3. Öl in einer Pfanne erhitzen und Kartoffelwürfel darin 5 - 8 Minuten anschwitzen.
4. Currypaste zugeben und unter Rühren weitere 2 Minuten garen.
5. Limette auspressen.
6. Brühe, Limettensaft und Kokosmilch in die Pfanne zugeben und gründlich umrühren. Ca. 5 Minuten einkochen.
7. Curry mit Salz und Pfeffer abschmecken und mit dem Reis servieren. Mit Petersilie bestreuen.

COUSCOUS-SALAT (VEGETARISCH)

2 Portionen, Brennwert (1 Portion): ca. 381 kcal

Zutaten:

250 g Couscous (gekocht)
1 Paprika
2 Tomaten
1/3 Gurke
80 g Feta
½ Bund Petersilie
1 Schalotte
50 g Tomatenmark
Chili
1 EL Olivenöl
Zitronensaft

Zubereitung:

1. Couscous nach Packungsanleitung zubereiten.
2. Tomaten, Paprika und Gurke waschen und in Würfel schneiden.
3. Feta würfeln.
4. Für das Dressing: Schalotte und Petersilie fein hacken. Mit dem Tomatenmark, dem Öl und dem Zitronensaft vermengen.
5. Alle Zutaten vermischen und mit Salz und Pfeffer abschmecken.

MUSCHELN IN ROTWEINSOSSE

2 Portionen, Brennwert (1 Portion): ca. 393 kcal

Zutaten:

500 g frische Muscheln

4 TL Butter

400 ml Rotwein

250 g Tomaten

1 Knoblauchzehe

1 Frühlingszwiebel

2 TL Zitronensaft

Zubereitung:

1. Knoblauch fein hacken, Tomaten waschen und würfeln.
2. Butter in einem Topf erhitzen und Knoblauch und Tomaten hinzugeben. Mit Salz und Pfeffer würzen und ca. 2 Minuten garen.
3. Muscheln, Rotwein und Zitronensaft hinzugeben und abgedeckt für ca. 25 Minuten köcheln lassen. Die Muscheln sollten sich öffnen.
4. Frühlingszwiebeln in feine Ringe schneiden.
5. Muscheln dem Topf entnehmen und mit dem Sud als Soße servieren. Mit Frühlingszwiebeln toppen.

GEMÜSENUDELN (VEGETARISCH)

2 Portionen, Brennwert (1 Portion): ca. 363 kcal

Zutaten:

200 g grüner Spargel
200 g Zucchini
1 TL Olivenöl
100 ml Rotwein
150 ml Gemüsebrühe
100 ml Kochsahne
6 - 8 Stiele glatte Petersilie
100 g Bandnudeln
1 Schalotte

Zubereitung:

1. Spargel putzen und schälen. Mit einem Sparschäler in feine Streifen schneiden.
2. Zucchini putzen und ebenfalls in feine Streifen schneiden.
3. Schalotten schälen und zusammen mit der Petersilie fein hacken.
4. Öl in einer Pfanne erhitzen und Schalotte andünsten.
5. Nudeln und Gemüsenudeln in kochendem Salzwasser bissfest garen.
6. Schalotte mit Brühe und Rotwein ablöschen und mit Sahne, Salz und Pfeffer abschmecken.
7. Nudeln anrichten und Soße darüber geben. Mit gehackter Petersilie toppen.

TRUTHAHNSPIESSE

2 Portionen, Brennwert (1 Portion): ca. 569 kcal

Zutaten:

300 g Truthahnfilet

50 g Petersilie

50 g Koriander

50 g Rucola

2 rote Zwiebeln

200 ml Kokosmilch

1 TL Kurkuma

½ TL Chiliflocken

2 TL Olivenöl

20 g Walnüsse

Ca. 8 Spieße

Zubereitung:

1. 1 TL Olivenöl, Petersilie, Koriander, Rucola, Kokosmilch, Kurkuma, Chili und Walnüsse in den Mixer geben und pürieren.
2. Truthahnfilet würfeln und in der Marinade einlegen.
3. Zwiebel in mundgerechte Stücke schneiden.
4. Kurz ruhen lassen und dann Truthahnwürfel im Wechsel mit Zwiebeln auf einen Spieß stecken.
5. Spieße in Olivenöl für ca. 8 Minuten anbraten.
6. Mit der restlichen Marinade als Dip servieren.

TORTILLA MIT SPINAT (VEGAN)

2 Portionen, Brennwert (1 Portion): ca. 398 kcal

Zutaten:

2 Tortillafladen
200 g Räuchertofu
2 Schalotten
1 Knoblauchzehe
Thymian
1 Limette
150 g Blattspinat
150 g braune Champignons
1 TL Olivenöl
4 EL Sojamilch
2 TL Currypulver
½ TL Schwarzkümmel
½ TL Chiliflocken

Zubereitung:

1. Pilze in Scheiben schneiden.
2. Schalotten und Knoblauch fein hacken.
3. Thymian vom Strauch ziehen, waschen und fein hacken.
4. Spinat putzen.
5. Schalotten und Knoblauch in etwas Öl in der Pfanne andünsten.
6. Spinat dazugeben und garen, bis der Spinat zusammengefallen ist. Mit Salz und Pfeffer abschmecken.
7. Pilzscheiben anbraten und würzen, Thymian zugeben.
8. Tofu mit der Sojamilch pürieren und abschmecken. Masse gleichmäßig über eine Hälfte der Tortillafladen verteilen.
9. Andere Hälfte der Fladen mit Thymian, Schwarzkümmel und Chiliflocken bestreuen.
10. Spinat und Pilze in die Fladen geben und Tortillas falten.
11. Nach Geschmack kurz in der Pfanne anrösten oder kalt genießen.

GARNELEN-VOLLKORN-SPAGHETTI

2 Portionen, Brennwert (1 Portion): ca. 502 kcal

Zutaten:

50 g Vollkornspaghetti
200 g Garnelen
250 g Cocktailtomaten
50 g Parmesan
1 Knoblauchzehe
3 EL Olivenöl
Oregano (getrocknet)
Chili

Zubereitung:

1. Garnelen putzen und mit Öl, Knoblauch und Oregano anbraten.
2. Spaghetti in der Zwischenzeit in Salzwasser kochen.
3. Tomaten waschen und halbieren.
4. Parmesan fein reiben.
5. Spaghetti mit dem Parmesan, Knoblauch und Chili vermengen und anrichten.
6. Tomaten und Garnelen darauf verteilen und Parmesan darüber hobeln. Gegebenenfalls mit etwas Öl beträufeln.

LACHSFILET MIT GEMÜSE

2 Portionen, Brennwert (1 Portion): ca. 704 kcal

Zutaten:

300 g frisches Lachsfilet
1 Bund Möhren
1 Bund Frühlingszwiebeln
1 Kohlrabi
20 g Butter
2 TL Mehl
3 EL Schnittlauch
2 EL Zitronensaft
2 Brötchen (Vollkorn)

Zubereitung:

1. Möhren schälen und in schmale Streifen schneiden.
2. Frühlingszwiebeln putzen und in Ringe schneiden.
3. Kohlrabi schälen und fein würfeln.
4. Lachsfilet trocken tupfen und mit Zitrone, Salz und Pfeffer würzen.
5. Butter in einem Topf zerlassen und Mehl darin anschwitzen.
6. ¼ Liter Wasser erhitzen und die Mehlschwitze ablöschen. Umrühren!
7. Geschnittenes Gemüse zu der Brühe geben und aufkochen.
8. Fisch auf kochendes Gemüse legen und bei schwacher Hitze garen.
9. Filets auf einem Teller anrichten, Gemüse mit Salz und Pfeffer abschmecken und dazugeben.
10. Mit Schnittlauch toppen und Brötchen als Beilage servieren.

PUTENFRIKADELLEN

6 Stück, Brennwert (1 Stück): ca. 190 kcal

Zutaten:

1 Paprika

2 Schalotten

1 Knoblauchzehe

½ Bund Petersilie

400 g Putenhack

3 EL Paniermehl

2 EL Quark (Magerquark)

Chili

2 EL Olivenöl

Zubereitung:

1. Schalotten und Knoblauch fein hacken.
2. Paprika putzen und entkernen. In sehr kleine Würfel schneiden.
3. Petersilie klein hacken.
4. Alle Zutaten mit dem Hackfleisch, Paniermehl und Quark vermengen. Mit Salz, Pfeffer und Chili abschmecken.
5. Hände anfeuchten und aus der Masse kleine Bällchen formen.
6. Öl in einer Pfanne erhitzen und Hackbällchen anbraten, bis sie goldbraun sind.

SPINATPFANNE (VEGETARISCH)

2 Portionen, Brennwert (1 Portion): ca. 240 kcal

Zutaten:

2 Eier
500 g Blattspinat (tiefgefroren)
1 Schalotte
1 Knoblauchzehe
3 EL Butter
Muskat

Zubereitung:

1. Backofen auf 220 °C Umluft vorheizen.
2. Spinat auftauen lassen.
3. Schalotte und Knoblauch fein hacken und in der Pfanne andünsten.
4. Spinat hinzugeben und mitdünsten.
5. Masse in eine ofenfeste Form geben und die Eier darüber aufschlagen.
6. Im Ofen backen, bis Spiegeleier fest sind, mit Muskat würzen.

LAMM-EINTOPF

4 Portionen, Brennwert (1 Portion): ca. 718 kcal

Zutaten:

600 g Lammfilet

3 Knoblauchzehen

1 rote Zwiebel

1 TL Zimt

1 TL Kümmel

1 TL Kurkuma

400 g Tomaten

2 TL Olivenöl

200 ml Rinderbrühe

1 TL Ingwer, gehackt

1 TL Chiliflocken

100 g Datteln, entsteint

300 g Kichererbsen

20 g Koriander

400 g Buchweizen

Zubereitung:

1. Zwiebeln und Knoblauch fein hacken.
2. Mit Zimt, Kümmel, Kurkuma, Ingwer und Chili in einem Topf mit Öl für ca. 2 Minuten anbraten.
3. Lammfleisch würfeln und hinzugeben. Weiter 2 Minuten garen.
4. Tomaten und Datteln würfeln.
5. Rinderbrühe, Kichererbsen, Tomaten und Datteln in den Topf geben und bei geringer Hitze ca. 1 ½ Stunden köcheln lassen.
6. Buchweizen nach Packungsanleitung kochen.
7. Lamm-Eintopf mit Buchweizen servieren und Koriander toppen.

GEMÜSEPIZZA (VEGETARISCH)

2 Portionen, Brennwert (1 Portion): ca. 678 kcal

Zutaten:

500 g Brokkoli

3 Eier

300 g stückige Tomaten (Dose)

1 TL Oregano (getrocknet)

1 Zwiebel

2 Knoblauchzehen

10 g Basilikum

120 g Emmentaler (gerieben)

2 EL Olivenöl

150 g Champignons

Zubereitung:

1. Brokkoli putzen und in einem Mixer fein schreddern.
2. Eier, Käse und Oregano miteinander verrühren und mit Salz und Pfeffer würzen. Ca. 10 Minuten quellen lassen.
3. Brokkoli mit der Masse vermengen und gut durchmischen.
4. Ofen auf 180 °C Umluft vorheizen.
5. Zwei Backbleche mit Backpapier auslegen und Brokkolimasse als Pizzaboden darauf dünn verstreichen.
6. 15 Minuten backen.
7. Währenddessen Gemüse hacken.
8. Zwiebel in einer Pfanne mit etwas Öl kurz andünsten. Knoblauch, Tomaten und Basilikum dazugeben und kurz köcheln lassen. Mit Salz und Pfeffer abschmecken.
9. Champignons putzen, in Scheiben schneiden und kurz anbraten.
10. Vorgebackenen Pizzaboden aus dem Ofen nehmen und Tomatensoße darauf verstreichen.
11. Pilze darauf verteilen und Käse darüber bröseln.
12. Für weitere 15 Minuten backen, dann mit Basilikum garnieren.

BLUMENKOHL-SALAT MIT KICHERERBSEN (VEGETARISCH)

2 Portionen, Brennwert (1 Portion): ca. 372 kcal

Zutaten:

½ Blumenkohl
1 EL Sesamöl
50 ml Gemüsebrühe
Petersilie
2 EL griechischer Joghurt
1 TL Limettensaft
1 Dose Kichererbsen (vorgekocht)
100 g Zuckerschoten
2 Datteln
Kreuzkümmel
Koriander

Zubereitung:

1. Blumenkohl waschen und in Röschen aufteilen. Strunk in Scheiben schneiden.
2. Öl in einer Pfanne erhitzen und Blumenkohl kurz anbraten.
3. Mit Salz und Pfeffer abschmecken und mit Gemüsebrühe ablöschen. Kurz aufkochen lassen.
4. Kichererbsen abspülen.
5. Zuckerschoten waschen und halbieren.
6. Datteln in Würfel schneiden.
7. Petersilie waschen und fein hacken.
8. Joghurt, Öl, Limettensaft und Petersilie vermischen und mit Kräutern abschmecken.
9. Kichererbsen mit Datteln und Zuckerschoten vermischen.
10. Blumenkohl abgießen und hinzufügen.
11. Dressing darüber geben und servieren.

STEAKSALAT

2 Portionen, Brennwert (1 Portion): ca. 585 kcal

Zutaten:

1 kleine Papaya
200 g Tomaten
½ Zitrone
4 EL Tomatensaft
1 TL flüssiger Honig
4 EL Olivenöl
Koriander
Tabasco
1 TL ganze Pfefferkörner
300 g Rumpsteak
1 TL Paprikapulver
250 g Chinakohl

Zubereitung:

1. Papaya schälen und mit einem Löffel entkernen. Fruchtfleisch in Würfel schneiden.
2. Tomaten vierteln, entkernen und mit der Papaya in einer Schüssel vermengen.
3. Zitrone halbieren und Saft auspressen.
4. Tomatensaft mit 1 EL Zitronensaft, Honig und 2 EL Olivenöl mischen.
5. Koriander fein hacken und unter die Soße geben.
6. Soße mit Salz und Pfeffer abschmecken und über die Mischung aus Papaya und Tomaten geben.
7. Rumpsteak mit Paprikapulver, Salz und Pfeffer würzen und pro Seite 3 Minuten in einer Pfanne scharf anbraten.
8. Steak auf einen Teller legen und mit Alufolie abdecken. 4 Minuten ziehen lassen.
9. Chinakohl putzen und in Streifen schneiden.
10. Kohl in eine Schüssel geben und Tomate und Papaya darüber verteilen.
11. Fleisch in Streifen schneiden und auf dem Salat verteilt servieren.

BUCHWEIZEN MIT BROKKOLI UND EI (VEGETARISCH)

2 Portionen, Brennwert (1 Portion): ca. 418 kcal

Zutaten:

100 g Buchweizen
150 g Rotkohl
½ EL Balsamicoessig
150 g Brokkoli
75 g Sojabohnen
15 g Aprikosenmarmelade
Koriander
1 EL Sojasoße
1 TL Zitronensaft
1 TL Sesamöl
1 TL Olivenöl
2 Eier

Zubereitung:

1. Buchweizen bissfest kochen und abkühlen lassen.
2. Rotkohl waschen und mit einem Sparschäler in Streifen schneiden. Mit Salz, Pfeffer und Balsamico würzen.
3. Brokkoli gemeinsam mit Sojabohnen 15 Minuten garen und mit Koriander, Salz und Pfeffer abschmecken. Hitze reduzieren.
4. Aprikosenmarmelade mit Sojasoße, Zitronensaft und Sesamöl zu einer Soße vermengen.
5. Eier als Spiegeleier braten und mit Salz und Pfeffer würzen.
6. Buchweizen mit Gemüse in eine Schüssel geben, mit Soße und Eiern toppen und servieren.

LACHS-WRAPS MIT HÜTTENKÄSE

Brennwert: ca. 982 kcal

Zutaten:

1 rote Zwiebel
1 Bund Radieschen
100 g Feldsalat
150 g Räucherlachs
4 Vollkorn-Tortilla-Fladen
200 g Hüttenkäse

Zubereitung:

1. Zwiebeln in dünne Streifen schneiden.
2. Radieschen waschen und klein schneiden.
3. Salat waschen.
4. Lachs in Streifen schneiden.
5. Die Wraps in einer Pfanne leicht anrösten.
6. Mit Hüttenkäse bestreichen und nach Belieben mit Lachs, Salat, Radieschen und Zwiebeln belegen.
7. Von unten einschlagen und eingerollt servieren.

PAD THAI MIT TOFU (VEGAN)

Brennwert: ca. 446 kcal

Zutaten:

80 g Pad Thai Nudeln

½ rote Zwiebel

1 Knoblauchzehe

50 g Räuchertofu

80 g Brokkoli

2 Chilischoten

1 EL Olivenöl

1 EL Limettensaft

1 EL Tamarindensoße

1 EL Sojasoße

½ TL Sirachasoße

20 g Chicoree in Streifen geschnitten

1 EL geröstete Erdnüsse

1 Frühlingszwiebel

Zubereitung:

1. Die Nudeln für 3 Minuten kochen und abgießen.
2. Zwiebel und Knoblauch hacken und in etwas Öl in einer Pfanne anbraten.
3. Tofu in Würfel schneiden und dazugeben.
4. Chili fein hacken und mit dem Brokkoli zusammen in die Pfanne geben.
5. Nudeln unterheben.
6. Mit Limettensaft und den Soßen abschmecken.
7. Chicoree unterheben.
8. Frühlingszwiebel in Ringe schneiden und gemeinsam mit Erdnüssen über die Nudeln streuen.

ZWIEBEL-OMELETT (VEGETARISCH)

Brennwert: ca. 559 kcal

Zutaten:

200 g rote Zwiebeln
1 TL Keimöl
4 Eier
1 EL Mineralwasser
1 EL zarte Haferflocken
1 TL Honig
Chiliflocken
Muskat

Zubereitung:

1. Zwiebel in Ringe schneiden.
2. Etwas Öl in einer Pfanne erhitzen und Zwiebel darin anbraten.
3. Wasser mit den Eiern verquirlen und mit Muskat, Salz und Pfeffer würzen.
4. Eiermasse über die Zwiebelringe geben und bei geringer Hitze stocken lassen.
5. Chiliflocken inzwischen in einer anderen Pfanne anrösten.
6. Honig, Salz und Chiliflocken in der Pfanne vermengen und kurz erhitzen.
7. Zwiebel-Omelett mit Chili-Knusperflocken anrichten.

GEFÜLLTE TOMATEN MIT ZUCCHINI

(VEGAN)

Brennwert: ca. 79 kcal

Zutaten:

3 Tomaten

1 kleine Zucchini

1 TL milder Weißweinessig

½ TL Sesam

Minze

Zubereitung:

1. Tomaten waschen, halbieren und entkernen.
2. Zucchini waschen und in Würfel schneiden.
3. Mit dem Tomateninneren vermengen und mit Essig, Salz und Pfeffer würzen.
4. Sesam in einer Pfanne ohne Öl kurz anrösten und unter die Zucchiniwürfel geben.
5. Minze hacken und unter die Masse rühren.
6. Masse in die Tomatenhälften füllen. Bei Bedarf kurz im Backofen backen.

SALAT MIT GARNELEN UND SESAM

Brennwert: ca. 469 kcal

Zutaten:

60 g Feldsalat

2 EL Mais

3 EL grüne Bohnen

2 Kirschtomaten

1 EL Reisessig

1 EL Walnussöl

1 TL Chilipulver

4 Garnelen

1 EL Sojasoße

3 EL Sesamsamen

1 EL Koriander

Zubereitung:

1. Feldsalat waschen.
2. Kirschtomaten waschen und würfeln.
3. Feldsalat, Mais, Tomatenwürfel und Bohnen in eine Schüssel geben.
4. Reisessig, Walnussöl und Chili vermischen und damit den Salat anmachen.
5. Garnelen von Kopf und Schwanz befreien und in Sojasoße marinieren. Anschließend in Sesam wälzen.
6. In einer Pfanne ohne Öl braten und anschließend auf dem Salat anrichten. Vor dem Servieren mit Koriander bestreuen.

BUDDHA BOWL (VEGAN)

Brennwert: ca. 585 kcal

Zutaten:

50 g Kichererbsen aus der Dose

80 g Brokkoli blanchiert

50 g Rote Beete vorgegart

½ Apfel

½ Avocado

4 Endivienblätter

1 Limette

2 EL Olivenöl

1 EL Walnüsse

Petersilie

Zubereitung:

1. Kichererbsen in einer Pfanne ohne Öl erhitzen.
2. Brokkoli und Rote Beete dazugeben.
3. In einer Schüssel schön anrichten.
4. Apfel und Avocado in dünne Scheiben schneiden und darauf verteilen.
5. Limette auspressen.
6. Endiviensalat in dünne Streifen schneiden und mit dem Limettensaft und Olivenöl marinieren. Ebenfalls in die Schüssel geben.
7. Alles mit Walnüssen und Petersilie toppen.

STEAK MIT KÜRBIS

Brennwert: ca. 628 kcal

Zutaten:

100 g Rinderfilet
1 TL Olivenöl
1 Zweig Rosmarin
150 g Hokkaido Kürbis
1 Shiitake Pilz
½ rote Zwiebel
1 EL Walnussöl
½ TL Thymian
1 EL gehackte Walnüsse
½ TL Chilipulver
Estragon

Zubereitung:

1. Das Fleisch salzen und pfeffern und in einer Pfanne mit dem Olivenöl und dem Rosmarin von beiden Seiten scharf anbraten.
2. Den Pilz und die Zwiebel klein schneiden.
3. Kürbis würfeln.
4. Pilz, Zwiebel und Kürbis in Walnussöl anbraten und mit Thymian würzen.
5. Ca. 8 Minuten braten lassen und mit Walnüssen und Chili verfeinern.
6. Zusammen mit dem Steak anrichten und mit Estragon bestreuen.

Snacks

ERDNUSS-RIEGEL MIT ROSINEN

(VEGETARISCH)

8 Portionen, Brennwert (1 Portion): ca. 276 kcal

Zutaten:

½ Orange
100 g ungesalzene Erdnüsse
30 g Butter
30 g Zucker
100 g Honig
150 g kernige Haferflocken
50 g Haferflakes
50 g Rosinen

Zubereitung:

1. Backofen auf 130 °C Umluft vorheizen.
2. Erdnüsse grob hacken.
3. Butter mit Honig und Zucker in einen Topf geben und erwärmen, bis der Zucker schmilzt.
4. Orange auspressen und Saft mit in den Topf geben.
5. Nüsse, Haferflakes und Haferflocken hinzufügen.
6. Unter Rühren alles anrösten.
7. Rosinen unterheben.
8. Masse auf ein mit Backpapier ausgelegtes Backblech streichen.
9. 10 bis 15 Minuten backen.
10. Im warmen Zustand in Riegel schneiden und auskühlen lassen.

SNACK-BITES VEGETARISCH

15 Stück, Brennwert (1): ca. 76 kcal

Zutaten:

120 g Walnüsse

30 g dunkle Schokolade (mind. 80 % Kakaoanteil)

1 EL Kakaopulver

1 EL Olivenöl

Vanillearoma

Zubereitung:

1. Schokolade grob zerbröckeln und mit den Walnüssen zu einem feinen Pulver mixen.
2. Restliche Zutaten hinzufügen und vermengen. Falls benötigt, fügen Sie 1 - 2 EL Wasser hinzu.
3. Aus der Masse 15 Bällchen formen und mindestens 1 Stunde kaltstellen.

WALNUSSKUCHEN (VEGETARISCH)

8 Stücke, Brennwert (1 Stück): ca. 451 kcal

Zutaten:

350 g Walnüsse

4 Eier

200 g Zucker

Puderzucker

Zubereitung:

1. Ofen auf 180 °C Umluft vorheizen.
2. Walnüsse zu Mehl zerkleinern.
3. Eier trennen. Zum Eigelb ca. ¾ des Zuckers geben und schaumig rühren.
4. Gemahlene Walnüsse unterheben.
5. Restlichen Zucker mit dem Eiweiß steif schlagen und unter die Masse heben.
6. Teig in eine gefettete Springform geben und ca. 35 Minuten backen.
7. Kuchen auskühlen lassen und nach Belieben mit Puderzucker bestreuen.

SÜSSKARTOFFEL-CHIPS (VEGAN)

Brennwert: ca. 398 kcal

Zutaten:

100 g Süßkartoffeln

2 EL Olivenöl

Salz

Chilipulver

Paprikapulver

Ingwerpulver

Zubereitung:

1. Backofen auf 200 °C Umluft vorheizen.
2. Süßkartoffeln dünn hobeln.
3. Mit Olivenöl und Gewürzen marinieren.
4. Chips auf einem Backblech auf Backpapier auslegen und 15 Minuten backen.

ERDBEER-JOGHURT MIT INGWER UND HONIG (VEGETARISCH)

Brennwert: ca. 342 kcal

Zutaten:

150 g Erdbeeren

10 g Ingwer (frisch)

Minze

2 TL Honig

300 g Joghurt

Zubereitung:

1. Erdbeeren waschen, vom Strunk befreien und vierteln.
2. Ingwer schälen und sehr fein hacken.
3. Minze waschen und in schmale Streifen schneiden.
4. Joghurt, Honig, Ingwer und Erdbeeren vermengen und in eine Schale geben.
5. Mit Minze dekoriert servieren.

KURKUMA LATTE (VEGAN)

2 Portionen, Brennwert: ca. 227 kcal

Zutaten:

1 Stück Ingwer

1 Stück Kurkuma

500 ml Sojadrink

1/3 Vanilleschote

2 Datteln

Zubereitung:

1. Ingwer und Kurkuma schälen und grob hacken.
2. Vanilleschote aufschneiden und Mark auskratzen.
3. Ingwer, Kurkuma und Vanillemark mit dem Sojadrink in einen Topf geben und erhitzen.
4. Mit Deckel ca. 5 Minuten köcheln lassen.
5. Datteln im Mixer fein pürieren und zur Milch hinzugeben.
6. Noch warm servieren.

KAFFEE MIT MATCHASCHAUM UND ZIMT (VEGAN)

2 Portionen, Brennwert (1 Portion): ca. 22 kcal

Zutaten:

2 Tassen Kaffee

½ TL Zimt

2 TL Matchapulver

60 ml Sojamilch

Zubereitung:

1. Matchapulver in Sojamilch auflösen und mit einem Handmixer oder Schaumschläger schaumig schlagen.
2. Zimt durch ein Sieb auf den Schaum geben.
3. Schaum auf Kaffee geben und servieren.

MINZ-SCHOKO-CREME (VEGETARISCH)

4 Portionen, Brennwert (1 Portion): ca. 165 kcal

Zutaten:

1 Tafel dunkle Schokolade (80 % Kakaoanteil)
3 TL Kokosöl
2 TL Kakaopulver
1 TL Pfefferminzextrakt
2 Eiweiß
Minzblätter

Zubereitung:

1. Schokolade im Wasserbad schmelzen.
2. Mit Kakaopulver, Kokosöl und Pfefferminzextrakt in eine Schüssel geben und verrühren.
3. Eiweiß steif schlagen und unterheben.
4. In Gläser füllen und mit Minzblättern dekorieren.
5. Ca. 15 Minuten kaltstellen und servieren.

JOHANNISBEER-WACKELPUDDING

(VEGAN)

4 Portionen, Brennwert (1 Portion): ca. 500 kcal

Zutaten:

800 g schwarze Johannisbeeren

1 ½ Liter Wasser

400 g Zucker

Zubereitung:

1. Johannisbeeren mit dem Wasser in einen großen Topf geben und bei mittlerer Hitze ca. 1 Stunde erhitzen. Danach abkühlen lassen.
2. Ein feines Sieb über einen Topf legen und Johannisbeermasse hineingeben, damit die Flüssigkeit durchlaufen kann.
3. Für ca. 18 Stunden tropfen lassen. Achtung: Nicht mit einem Löffel durchdrücken, da der Wackelpudding sonst milchig wird.
4. Den durchgetropften Saft im Topf mit Zucker kombinieren. Bei mittlerer Hitze ca. 20 Minuten köcheln lassen.
5. Portioniert in Schüsseln füllen und für ca. 4 Stunden kaltstellen. Dann servieren.

SCHOKOLADEN-MATCHA-MUFFINS

(VEGETARISCH)

6 Stück, Brennwert (1): ca. 536 kcal

Zutaten:

250 g Buchweizenmehl

1 TL Backpulver

1 TL Kaffeepulver

1 Eiweiß

1 Ei

130 g Joghurt (fettreduziert)

1 TL Vanilleextrakt

1 TL Matchapulver

125 g Zucker

Zubereitung:

1. Mehl, Backpulver, Kaffeepulver und Zucker in eine große Schüssel geben und umrühren.
2. Eiweiß schlagen.
3. Matcha durch ein Sieb zum Eiweiß hinzufügen und vorsichtig vermengen. In den Kühlschrank stellen.
4. Backofen auf 180 °C vorheizen.
5. Ei, Vanille und Joghurt kombinieren und unter die trockenen Zutaten heben.
6. Verrühren, bis eine glatte Masse entsteht.
7. Teig in eine gefettete Muffinform geben und ca. 25 Minuten backen.
8. Muffins abkühlen lassen und mit dem Matchaschaum als Topping servieren.

Sirtfood-Diät und Sport

Um beim Abnehmen langfristig und nachhaltig Erfolg zu haben, sollten Sie unbedingt gesunde Ernährung mit Sport kombinieren. Die Weltgesundheitsorganisation empfiehlt, dass man sich als Erwachsener 150 Minuten in der Woche bewegen sollte. Idealer ist es aber, sich täglich ca. 30 Minuten zu bewegen.

Durch Bewegung und Sport wird der Anteil des Körperfetts reduziert und mehr Muskelmasse wird aufgebaut. Muskeln verbrauchen mehr Energie, also führt ein verbesserter Muskelanteil zu einem erhöhten Grundbedarf. Es werden mehr Kalorien verbraucht und das körperliche Wohlbefinden steigert sich.

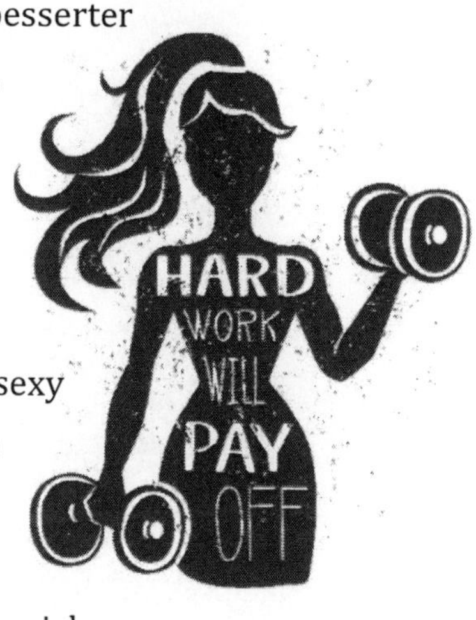

Wenn der Muskelanteil steigt und der Fettanteil sinkt, werden Sie schnell erste Veränderungen an sich bemerken. Sich straff, sexy und fit zu fühlen ist in meinen Augen die beste Motivation! Außerdem wird das Risiko für Schlaganfälle, Fettleibigkeit und Diabetes gesenkt. Sogar Ängste und Depressionen lassen sich teilweise mit körperlicher Betätigung eindämmen.

Eine Frage, die beim Thema Diäten immer wieder auftaucht, ist die, ob man trotz der verringerten Energiezufuhr Sport machen sollte oder ob das den Körper nicht zu stark auslaugt?

Die Antwort: Die Sirtfood-Diät in Kombination mit Sport ist sogar noch effektiver. Hören Sie hier aber unbedingt auf Ihren Körper! In den ersten zwei Phasen der Diät können Sie es ruhig ein bisschen langsamer angehen lassen.

Hier kommt es nicht nur auf Ausdauertraining an, auch Krafttraining sollten Sie in Ihren Alltag integrieren. Haben Sie keine Angst vor Gewichten – für eine Frau ist es beinahe unmöglich, so viele Muskeln wie ein Mann aufzubauen. Krafttraining wird Ihnen knackige, weibliche Kurven bescheren!

Sie müssen sich dafür auch nicht in einem Fitnessstudio anmelden, die Kraftübungen können Sie genauso gut zuhause und mit dem eigenen Körpergewicht durchführen.

Auch eine gesteigerte Bewegung im Alltag wirkt schon wahre Wunder!

Wenn Sie sich jetzt fragen, ob wir Frauen anders trainieren sollten als die Männer: Zum Teil.

Wichtig ist hier nicht, was Sie trainieren, sondern *wann*.

Es empfiehlt sich, Ihr Training auf Ihren Menstruationszyklus anzupassen. Die sportliche Leistungsfähigkeit sinkt und steigt nämlich nachweislich im Laufe des Zyklus.

In der follikularen Phase (1. Tag der Periode bis zum Eisprung) sollten Sie Ihre Trainingsintensivität erhöhen. In dieser Zeit sind die Zeitspanne bis zur Ermüdung, Ihre Ausdauer und Ihre Schmerzerträglichkeit am höchsten. Das Potential für das Muskelwachstum ist optimiert.

In der Lutealphase nach dem Eisprung sind Sie körperlich eher erschöpft, Ihre Koordination, Leistungsfähigkeit und Leistungsbereitschaft nimmt ab. Das Potential für den Muskelaufbau ist in dieser Zeit verringert.

Eine Anpassung Ihres Trainings an den Zyklus ist also

empfehlenswert. Trainieren Sie in der Follikelphase und entspannen Sie nach der Ovulation. In dieser zweiten Zyklushälfte können Sie gerne entspannte Aktivitäten wie Yoga oder Pilates durchführen.

Nachfolgend einige Beispiele:

Joggen: Der Klassiker. Ob in der freien Natur oder auf dem Laufband – zu joggen wird Sie im Nullkommanichts fit machen.

Walken: Ähnlich wie das Joggen, nur dass Sie sich langsamer fortbewegen. Durch stetiges Training werden Sie hier aber auch viele Kalorien verbrennen.

Schwimmen: Gelenkschonender als das Joggen und durch den Temperaturausgleich des Wassers verbrennen Sie noch ein paar extra Kalorien.

Crossfit: Eine Kombination aus Ausdauer und Kraft, die Sie ganz schön ins Schwitzen bringen wird!

Step Aerobic: Verbrennt mitunter mehr Kalorien als das Joggen und fördert die Koordination.

Zumba: Das Tanz-Fitness-Programm ist sehr effektiv und macht sehr viel Spaß!

Radfahren/Spinning: Ob in der freien Natur oder in einem Fitnessstudio – Sie werden auch mit dem Radfahren schnelle Erfolge sehen können. Besonders angenehm ist hier, dass auch eine gemütliche Spazierfahrt bereits als sportliche Betätigung zählt.

Krafttraining: Hier können Sie im Fitnessstudio Gewicht heben oder zuhause mit dem eigenen Körpergewicht trainieren. Im Internet finden sich massenhaft Übungen zum Ausprobieren.

Wählen Sie ganz einfach Ihr liebstes Training aus. Sie können auch mehr Bewegung in Ihren Arbeitsalltag integrieren, indem Sie sich an ein paar wenige, ganz einfache Tricks halten:

- Gehen Sie so oft wie möglich zu Fuß. Botengänge, die Treppe statt des Aufzugs, ein kleiner Spaziergang in der Mittagspause. All das zählt!

- Vermeiden Sie öffentliche Verkehrsmittel oder das Auto, wenn es Ihnen möglich ist und fahren Sie mit dem Fahrrad zur Arbeit! Wenn nicht, können Sie beispielsweise eine Station früher aussteigen oder das Auto ein Stück weiter weg parken, um noch einen kleinen Spaziergang einzubauen.
- Stellen Sie sich Ihren Bürostuhl ergonomisch korrekt ein. Sollten Sie einen Schreibtisch haben, an dem Sie stehen können, nutzen Sie das!
- Dehnen und strecken Sie sich immer mal wieder zwischendurch.

Mitunter kann es sein, dass wir an einem Arbeitstag bis zu 10 Stunden sitzen. Oft ist man nach einem anstrengenden Tag mental so ausgelaugt, dass einen ein großes Sportprogramm nur noch abschreckt. Versuchen Sie deshalb, möglichst viel Bewegung in Ihren Alltag einzubauen.

Körperliche Aktivität fördert die Konzentration, das Herz-Kreislauf-System kommt in Schwung und Verspannungen können vermieden werden.

Ein Beispiel für ein kurzes Ganzkörpertraining für zuhause:

1. Hampelmann – 60 Sekunden
   (Im Stand in die Luft springen und dabei Arme und Beine ausgestreckt, abwechselnd grätschen und zusammenführen.)
2. Pause – 15 Sekunden
3. Liegestütze – 60 Sekunden
   (Auf die Hände aufstützen, Körper bildet eine gerade Linie. Brustkorb zum Boden führen, dabei bewegen sich nur die Arme. Einfachere Version: Knie auflegen.)
4. Pause – 15 Sekunden
5. Sit-Ups – 60 Sekunden
   (Auf den Rücken legen und Beine aufstellen. Arme hinter dem Kopf

verschränken und Oberkörper Richtung Knie anheben.)

6. Pause – 15 Sekunden
7. Seitstütz – 60 Sekunden (30 Sekunden pro Seite)
   (Auf dem Boden, seitlich auf einen Arm und die Füße gestützt. Der andere Arm zeigt zur Decke, der Körper bildet eine Linie. Halten.)
8. Pause – 15 Sekunden
9. Schulterbrücke – 60 Sekunden
   (Auf dem Rücken liegend, Beine aufgestellt. Das Gesäß hebt sich vom Boden Richtung Decke)
10. Pause – 15 Sekunden
11. Wandsitz – 60 Sekunden
    (Mit dem Rücken an die Wand, Beine im 90 Grad Winkel auf dem Boden. Halten.)
12. Pause – 15 Sekunden
13. Plank – 60 Sekunden
    (Auf den Unterarmen und Füßen aufstützen. Der Körper bildet eine Linie. Halten.)
14. Pause – 15 Sekunden
15. Kniebeugen – 60 Sekunden
    (Im Stand, Füße hüftbreit auseinander. Gesäß nach hinten unten drücken, als wolle man sich hinsetzen. Darauf achten, dass die Knie nicht über die Fußspitzen ragen.)
16. Pause – 15 Sekunden

Das ergibt eine Runde von 10 Minuten. Je nach Zeitfenster und Motivation können Sie die Zirkel beliebig oft wiederholen.

Jo-Jo-Effekt – Nein, Danke!

Als Jo-Jo-Effekt bezeichnet man eine unerwünschte und schnelle Gewichtszunahme nach einer Reduktionsdiät.

Durch eine rasche Gewichtsreduktion wird auch der Energieverbrauch des Körpers geringer. Statt Fettzellen zu verbrennen, baut der Körper in seiner Eile nämlich die Muskeln ab, da die viel mehr Energie benötigen. Weniger Muskeln bedeutet, dass die Fettreserven länger halten. Unser Organismus versucht, den Energiebedarf einzuschränken, um länger durchhalten zu können.

Isst man jetzt nach einer Diät wieder normal, wird die aufgenommene Energie sehr viel schneller in Fett angelegt - zum einen, weil weniger Muskeln vorhanden sind, die die Energie benötigen, und zum anderen, weil der Körper nach der vermeintlichen Hungersnot versucht, sich auf den nächsten „Notfall" vorzubereiten. Weniger Muskulatur bedeutet auch weniger Grundumsatz. Konsumiert man am Ende der Diät die gleiche Kalorienmenge wie davor, so ergibt sich eine positive Energiebilanz. Man nimmt schnell wieder zu. Aufgrund der fehlenden Muskeln und der zunehmenden Fettreserven verändert sich die Körperzusammenstellung ins Negative.

Was heute frustrierend ist, hat den Menschen früher das Überleben gesichert. Unser Organismus hat im Laufe der Evolution eine Strategie entwickelt, bei der er die gespeicherte Reserveenergie nicht so schnell wieder hergibt, denn ein schneller Fettabbau führte unweigerlich zum

Tod.

Das Problem ist, dass unser Körper sich im Laufe der Zeit nicht angepasst hat. Deshalb fällt es uns so schwer abzunehmen und das Gewicht dann auch zu halten. Bei den meisten Diäten schwanken die Pfunde wie ein Jo-Jo auf und ab und das Endgewicht ist oftmals höher als vor der Diät.

Jetzt aber die gute Nachricht: Mit der Sirtfood-Diät passiert das nicht!

Sirtuine sind Reparatur- und Langlebigkeitsenzyme. Sie arbeiten dafür, dass die Muskelmasse erhalten bleibt und können sogar neue aufbauen. Vereinfacht ausgedrückt machen sie unseren Körper fit für Notzeiten in der Zukunft. Da weniger Muskelmasse bedeuten würde, dass wir geschwächt werden, stimulieren sie eben diese. Durch den erhöhten Muskelanteil verbessert sich die Körperzusammenstellung und das führt wiederum zu mehr Fettverbrennung aus den Reserven.

Die Sirtfood-Diät stellt also sicher, dass das verlorene Gewicht reines Körperfett ist.

ANTI-JO-JO-STRATEGIE

Um den Jo-Jo-Effekt aktiv zu umgehen, möchte ich Ihnen meine Strategie als Vorschlag präsentieren. Wenn Sie langfristig schlank bleiben wollen, müssen Sie Ihre Gewohnheiten daraufhin abändern. Die Sirtfood-Diät ist keine kurzfristige Diät, sondern eine Lebensumstellung. Finden Sie einen Weg, wie Sie Ihre Lebensumstände an Ihren neuen Lifestyle anpassen, um stetig dabei zu bleiben!

Gerne können Sie die für Sie relevanten Punkte mit in Ihr alltägliches Leben übernehmen.

- Essen Sie weiterhin bewusst und planen Sie möglichst viele Sirtfoods in Ihre Mahlzeiten mit ein. Achten Sie beispielsweise darauf, nicht zu gehaltvoll zu frühstücken, um nicht schon einen Großteil Ihrer benötigten Energie morgens zu konsumieren. Ihre Ernährung sollte weiterhin bio, saisonal, vollwertig, regional und ausgewogen sein.

- Hungern Sie nicht! Hunger ist auf Dauer immer stärker als der Wille. Das Risiko, dann zu ungesunden Lebensmitteln zu greifen, ist sehr hoch. Außerdem: Eine zu geringe Kalorienzufuhr kann das Körpergewicht genauso negativ beeinflussen wie eine zu hohe. Durch die stufenweise Kalorienzufuhr der Sirtfood-Diät hatte Ihr Stoffwechsel genügend Zeit, sich anzupassen. Ihr Grundumsatz ist stabil und sollte auch so bleiben. Durch eine schwankende Kalorienzufuhr bringen Sie Ihren Körper durcheinander.
- Kaufen Sie erst keine „schlechten“ Lebensmittel. Was Sie nicht im Haus haben, werden Sie auch nicht essen. Hier gilt: Kalorie ist nicht gleich Kalorie. Übermäßig zuckerhaltige, fettige und künstliche Speisen haben in Ihrem neuen Leben keinen Platz mehr.
- Gönnen Sie sich trotzdem ab und zu etwas. Ein ganzer „Cheat-Day“ in der Woche ist nicht zu empfehlen, aber wie wäre es mit einem „Cheat-Meal“? Solange Sie sich überwiegend gesund ernähren, können Sie sich kleine Sünden erlauben.
- Kochen Sie Ihre Mahlzeiten im Voraus. So spaßig Flexibilität auch manchmal sein mag, wenn wir hungrig sind, herrscht in unseren Körpern das Hormon *Ghrelin*. Es wirkt appetitanregend und macht uns gierig. Wenn Sie aber bereits wissen, was Sie essen, bleibt wenig Spielraum für spontane Kalorienfallen. Das Ghrelin hat keine Chance.
- Bleiben Sie in Bewegung! Dieser Punkt ist sehr wichtig und sollte auf jeden Fall in Ihren Alltag übernommen werden. Finden Sie eine Sportart, die Ihnen Spaß macht und bleiben Sie dabei. Oder sind Sie vielleicht eher der Typ für Abwechslung? Ganz egal, wichtig ist

nur, dass Sie am Ball bleiben. Sie sind ab jetzt ein aktiver Mensch!

- Behalten Sie stets den Überblick über Ihr Gewicht. Wiegen Sie sich einmal in der Woche, um etwaige Gewichtsschwankungen frühzeitig auszugleichen. Zur Not können Sie jederzeit die ersten zwei Phasen der Diät wiederholen.

Tipps und Tricks

Informieren Sie sich! Wissen ist schließlich Macht und je mehr Sie über Ihren Körper und seine Funktionsweise wissen, desto einfacher wird es Ihnen fallen, gesund abzunehmen.

Körperliche Betätigung ist wichtig, aber lassen Sie es in der ersten Phase der Diät langsam angehen. Sie tun sich keinen Gefallen, wenn Sie sich quälen.

Holen Sie sich Unterstützung! Erzählen Sie Ihrer Familie und Ihren Freunden von Ihrem Plan, diese Diät durchzuführen. Und wer weiß, vielleicht entschließt sich ja der ein oder andere, sich mit Ihnen gemeinsam der Herausforderung zu stellen!

So eine Diät und die damit verbundene Lebensumstellung ist eine sehr persönliche Entscheidung. Beachten Sie dies, wenn sich Ihnen niemand anschließen möchte und haben Sie Verständnis für andere. Erklären Sie Ihre Beweggründe, aber seien Sie nicht belehrend.

Machen Sie den Vorrats-Check! Welche Sirtfoods haben Sie vielleicht schon zuhause im Kühlschrank oder in der Vorratskammer? Bestimmt mehr als Sie denken!

Kochen Sie möglichst selbst und frisch. Nur so können Sie ganz sicher gehen, was Sie zu sich nehmen.

Haben Sie keine Angst davor, auswärts zu essen! Sie können geringfügige Änderungen jederzeit erbitten. Allerdings würde ich Ihnen empfehlen, bis Phase 3 der Diät damit zu warten.

Seien Sie offen für Neues! Möglicherweise ändert sich Ihr persönlicher Geschmack und Speisen, die Sie früher nicht mochten, schmecken Ihnen jetzt doch gut.

Finden Sie Alternativen – versuchen Sie nicht, auf Dinge zu verzichten. Nudeln aus Weizen kann man beispielsweise sehr gut durch die gesündere Variante aus Dinkel ersetzten; oder Buchweizen als Beilage kochen.

Probieren Sie einfach alles aus! So finden Sie am schnellsten die Gerichte, die Ihnen zusagen.

Stressen Sie sich nicht. Auch wenn Ihnen ein Ausrutscher passiert, finden Sie schnell wieder in Ihre gesunde Routine zurück.

Beobachten Sie Ihr Wohlbefinden. Sollten Sie sich unwohl fühlen nach einer bestimmten Speise, lassen Sie sie in Zukunft weg.

Trinken Sie ausreichend Wasser! Es ist sehr wichtig, den Flüssigkeitshaushalt Ihres Körpers konstant zu halten. 2 - 3 Liter am Tag sind ideal.

Achten Sie darauf, ausreichend zu schlafen. 8 Stunden sind der Richtwert, aber sollten Sie mehr oder weniger Schlaf benötigen, passen Sie diese Zeit an. Schlafmangel kann zu einer erhöhten Ausschüttung des Stresshormons Cortisol führen, was das Muskelwachstum verhindern kann.

Am allerwichtigsten: Haben Sie Spaß und freuen Sie sich auf Ihren neuen Körper!

Impressum

Self-Publishing

Herausgeber dieses Buches und Verantwortlicher für den Inhalt ist:

Miriam Stein

Wird vertreten durch: Dennis Schöndienst, Rua Barao de Sabrosa 328, 1900-049 Lisboa, PT,
Email: dede9362@gmail.com

Printed in Poland
by Amazon Fulfillment
Poland Sp. z o.o., Wrocław

72957166R00067